Altern in Würde

TVZ

Torsten Meireis (Hg.)

Altern in Würde

Das Konzept der Würde im vierten Lebensalter

TVZ
Theologischer Verlag Zürich

Bibliografische Informationen der Deutschen Nationalbibliothek
Die Deutsche Nationalbibliothek verzeichnet diese Publikation in der Deutschen
Nationalbibliografie; detaillierte bibliografische Daten sind im Internet über
http://dnb. d-nb. de abrufbar.

Umschlaggestaltung
Simone Ackermann, Zürich
unter Verwendung einer Fotografie von Tamar Tal aus ihrem Film «Life in Stills»

Druck
ROSCH BUCH GmbH, Scheßlitz

ISBN 978-3-290-17706-5
© 2013 Theologischer Verlag Zürich
www.tvz-verlag.ch

Inhalt

Vorwort

Der vorliegende Band ist das um einige Beiträge erweiterte Ergebnis einer interdisziplinär angelegten Tagung, die im Dezember 2012 in Bern in der Kooperation von Universität Bern, Fachhochschule Bern und Inselspital Bern stattfand und Fachleute aus den Bereichen Medizin und Medizinethik, Pflege und Pflegeethik, Soziologie, Philosophie und Theologie zusammengebracht hat.

Das Interesse an der interdisziplinären Debatte, die insbesondere medizin- und pflegeethische Fragen im Kontext sozialpolitischer und gesellschaftethischer Problemlagen zu überblicken erlaubt, vereint den Kreis derjenigen, die an der Vorbereitung dieser Tagung mitgewirkt haben, die sich als Auftakt zu einem regelmäßigen interdisziplinären Austausch versteht.

Der Dank des Herausgebers gilt dabei zunächst dem Vorbereitungskreis der Tagung, zu dem Prof. Dr. Frank Mathwig (Schweizerischer Evangelischer Kirchenbund und Universität Bern), Prof. Dr. Petra Metzenthin (Berner Fachhochschule, Abt. Gesundheit), Settimio Monteverde (Universität Zürich und Berner Fachhochschule), Dr. Rouven Porz (Inselspital Bern) und PD Dr. Markus Zimmermann-Acklin (Universität Fribourg) zählen.

Zu danken ist aber auch der disziplinierten Kooperation der Beitragenden dieses Bandes, die die Arbeit des Herausgebers erleichtert hat.

Um die vorliegende Veröffentlichung haben sich nicht nur Prof. Dr. Frank Mathwig, sondern auch Herr Tobias Zehnder verdient gemacht, ihnen wie auch der geduldigen und freundlichen Begleitung von Frau Marianne Stauffacher gilt besonderer Dank.

Bern, im August 2013

Torsten Meireis

Torsten Meireis

Einleitung

Wohl jeder Mensch wünscht sich, in Würde zu altern. Wie aber ist ein Altern in Würde möglich? Und was bedeutet es, in Würde zu altern, wenn man hochbetagt, krank, leidend oder gar demenzkrank, dem Tod aber gleichwohl noch fern ist? Darum geht es in diesem Buch.

Man kann sich die Spannweite der Probleme und kontroversen Sichtweisen am Schicksal des Tübinger Rhetorikprofessors Walter Jens verdeutlichen. Jens, politischer Intellektueller von internationalem Format, hat sein letztes, sein ‹viertes› Lebensalter als schwer demenzkranker Mensch erlebt. Sein kognitives Erinnerungsvermögen war weitgehend erloschen, eine intellektuelle Kommunikation nicht mehr möglich, seine Persönlichkeit radikal verändert.

Eine klassische Position, die Würde vorrangig mit der Fähigkeit eigener, vernunftgeleiteter Entscheidung verbindet, kommt in der Äußerung des mit Jens eng befreundeten katholischen Theologen Hans Küng zum Ausdruck. Anlässlich des Todes Jens' im Alter von neunzig Jahren nimmt Küng zu den letzten Lebensjahren des Freundes Stellung: «Er hat meines Erachtens den Zeitpunkt verpasst, wo er noch frei entscheiden konnte. Das ist auch die Auffassung seiner Frau Inge. Und jetzt hatte er sehr, sehr, zwar nicht körperlich zu leiden, aber es war ein Elend, ihm zuzusehen, wie er immer mehr verfiel. Und auch geistig überhaupt nicht mehr kommunizieren konnte. Es ist schon ein schweres Übel, was da ihn getroffen hat, und was für viele Menschen, glaube ich, wichtig ist zu sehen, dass es da einen Zeitpunkt gibt, wo der Mensch eigentlich am besten sterben kann.»[1]

Küng, so wird im Zitat deutlich, hätte es lieber gesehen, wenn seinem Freund dieses vierte Lebensalter erspart geblieben wäre, wenn an die Stelle der langen Krankheit das ‹menschenwürdige Sterben›, der selbstbestimmte

---

[1] «Er war wirklich ein Kämpfer, ein aufrechter kritischer Christenmensch» Der Theologe Hans Küng zum Tod von Walter Jens. Hans Küng im Gespräch mit Frank Meyer, Deutschland Radio vom 10.06.2013, zugänglich unter http://www. drdio.de/ dkultur/sendungen/thema/2138255/ (05.08.2013).

Tod getreten wäre, den Küng und Jens in einem vor Jens' Erkrankung gemeinsam veröffentlichten Band vertreten haben.[2] Gleichwohl hat Jens diese praktische Konsequenz für sich nicht gezogen.

Im kontrovers diskutierten Buch, das der Sohn des Verstorbenen, Tilman Jens, über seinen Vater geschrieben hat, scheint eine andere Sichtweise auf: «Der Vater, den ich kannte, der ist lang schon gegangen. Aber jetzt, da er fort ist, habe ich einen ganz anderen Vater entdeckt, einen kreatürlichen Vater – einen Vater, der einfach nur lacht, wenn er mich sieht, der sehr viel weint und sich Minuten später über ein Stück Kuchen, ein Glas Kirschsaft freuen kann. Was war das für eine Feier, am 8. März 2008, als er 85 wurde. Bei früheren Wiegenfesten wurden Reden geschwungen, Professoren-Kollegen zitierten griechische Verse und überreichten Sonderdrucke. Jetzt rücken die Freunde mit Fresskörben an, gewaltigen Schinken, Pralinen, Schokoladenhasen und reichlich selbstbemalten Ostereiern. Vierzig Gäste freuen sich an Margits Schinkenhörnchen. Und mittendrin mein rundum heiterer Vater.»[3]

Hie der Freund, der sich mit dem Menschen vor seiner Erkrankung einig wusste darin, dass ein Leben in Demenz nicht erträglich sei, dass würdig nur diejenige Selbstbestimmung genannt werden kann, die das Leben selbst beendet, wenn es in der gewählten Form nicht mehr möglich ist. Da der Sohn, der einen völlig veränderten Vater entdeckt, der auch in der Krankheit Freude empfindet und dies durchaus mit Würde zu verbinden vermag: Als Tilman Jens bei einer Lesung gefragt wird, ob er mit der Veröffentlichung dieses Buches, in dem die Krankheit auch in ihren unschönen Details geschildert wird, nicht bis nach dem Tod seines Vater habe warten können, «um dem Hochbetagten die Würde zu lassen», antwortet Jens: «Ist denn die Krankheit unwürdig?» Und er setzt hinzu, dass er das Buch über die Krankheit des Vaters als Aufklärung verstehe: «Als unwürdig empfinde ich es nicht.»[4]

Eine Position, die auch im vierten, von Krankheit, Fragilität, ja vielleicht sogar Persönlichkeitsveränderung oder -verlust gekennzeichneten Lebensalter eine Würde zu entdecken vermag, ist also offensichtlich möglich. Aber

---

2   Vgl. Walter Jens, Hans Küng, Menschenwürdig sterben. Ein Plädoyer für Selbstverantwortung, München 1995.

3   Tilman Jens, Demenz. Abschied von meinem Vater, Gütersloh 2009, 140–142.

4   Tilman Jens in Offenburg: Was sich gehört – und was nicht. Zu Gast in Offenburg: Tilman Jens, umstrittener Autor, Badische Zeitung vom 30.09.2010, zugänglich unter: http://www.badische-zeitung.de/offenburg/tilman-jens-in-offenburg-was-sich-gehoert-und-was-nicht—36095838.html (04.08.2013).

worin könnte diese Würde bestehen? Und wie wäre ihr zu entsprechen? Der vorliegende Band sucht diesen Fragen in einer interdisziplinären Zugangsweise nachzugehen und dabei unterschiedliche Sichtweisen und Denkmöglichkeiten auszuloten.

In einem ersten Teil werden zunächst Vorfragen begrifflicher und empirischer Art behandelt. Ein zweiter widmet sich der Kernfrage des Buches nach der Bedeutung der Würde im vierten Lebensalter in fundamental-, medizin- und pflegeethischen Zugängen. Ein dritter Teil schließlich lotet die strukturellen und institutionellen Bedingungen des angemessenen Umgangs mit der Würde im vierten Lebensalter aus, in dem er sich den Fragen der Versorgungssicherheit zuwendet.

Im Zuge der Vorfragen thematisiert *Torsten Meireis* zunächst den begrifflichen Gehalt der Würdekategorie in ihrer Anwendung auf den Lebensabschnitt der Hochbetagtheit, für den sich die Bezeichnung viertes Lebensalter eingebürgert hat und macht deutlich, dass im Würdebegriff verschiedene Bedeutungsstränge unterschieden und korreliert werden müssen: Die Kategorie der allgemeinen Menschenwürde ist einerseits von der Vorstellung eines ‹würdigen Alters› im Sinne des ‹guten Lebens im Alter› zu unterscheiden, andererseits aber sind beide Konzepte auch miteinander in Beziehung zu setzen. Der Soziologe *François Höpflinger* bietet die notwendigen empirischen Hintergrundinformationen zur Frage von viertem Lebensalter und Würde, indem er über den soziodemografischen Trend der Langlebigkeit, die sozialpsychologische Lebenssituation Hochbetagter und die ökonomischen gesellschaftlichen Herausforderungen dieser Entwicklung informiert.

Im zweiten Teil des Buches, der sich mit der Konkretisierung der Würdekategorie im Kontext des vierten Lebensalters beschäftigt, finden sich disziplinär unterschiedlich konturierte Ansätze, um das Konzept der Würde im Zusammenhang des Lebens hochbetagter, durch unterschiedliche Leiden belasteter Menschen theoretisch und praktisch fruchtbar zu machen – ein Kernanliegen ist dabei die Konkretisierung der Würde in Handlungen und Relationen, die auch noch dort zu greifen vermögen, wo das Konzept des ‹Respekts vor Autonomie› nicht mehr ohne weiteres anwendbar ist, also etwa im Falle schwerer Demenzerkrankung.

Der Abschnitt wird durch den fundamentalethischen Beitrag *Frank Mathwigs* eingeleitet, der die Verwendung des Würdebegriffs im bio- und medizinethischen Diskurs nachzeichnet, die dort vorgenommene Bindung von Würde an die Fähigkeit rationaler Selbstbestimmung problematisiert und den Rekurs auf ein Konzept ‹leiblicher Vernunft› vorschlägt, das die

Relevanz der Menschenwürde auch im Respekt gegenüber Menschen zur Geltung zu bringen erlaubt, die der rationalen Selbstbestimmung nicht ohne weiteres fähig sind. Aus der Perspektive der Pflege thematisiert *Valeria Ferrari-Schiefer* die Würdekategorie, indem sie zunächst das Menschenbild der Leistungsgesellschaft und das einschlägiger Pflegetheorien vergleicht, um dann die Probleme aufzuzeigen, die sich aus dieser Divergenz im Pflegealltag ergeben. An einem literarischen Beispiel – dem ‹Tagebuch der Jane Somers› der britischen Schriftstellerin Doris Lessing – verdeutlicht Ferrari-Schiefer schliesslich, welche notwendigen Perspektivenwechsel und Rahmenbedingungen eine menschenwürdige Pflege im vierten Lebensalter impliziert. An der besonders eindringlichen Herausforderung des Würdeschutzes demenzkranker Personen entwickelt *Melanie Werren* das Konzept einer relationalen Würde, das sie pflegeethisch konkretisiert. Dazu erläutert sie zunächst Begriff und Phänomen der Demenz und den gesellschaftlichen Umgang damit, um daran dann Probleme des bisherigen pflegeethischen Umgangs mit der Würdekategorie zu erläutern. Zur Lösung dieser Probleme skizziert Werren dann den theologisch im Rekurs auf Karl Barth und Dominik Becker gewonnenen Begriff einer relationalen Würde, den sie anschließend pflegeethisch zu bewähren sucht.

Besonders deutlich werden die unterschiedlichen Akzentuierungen und Fragen an die Würdekategorie im vierten Lebensalter im Kontext der Ausbildung medizinischer und pflegerischer Fachkräfte. *Rouven Porz*, Philosoph, und *Andreas E. Stuck*, Mediziner, zeigen in ihrem Beitrag an Fallbeispielen, wie sich die ethische Ausbildung künftiger Mediziner und Medizinerinnen gerade hinsichtlich der Würdekategorie mit den Mitteln narrativer Ethik konstruktiv auf mitgebrachte normative Vorstellungen der Auszubildenden beziehen kann und muss. Der Pflegeethiker *Settimio Monteverde* schließlich stellt das Konzept der Verletzlichkeit, der Vulnerabilität, in den Mittelpunkt einer an der Würde auch des vierten Lebensalters interessierten Pflegeausbildung.

Der dritte Teil des Buches hat es mit den Bedingungen zu tun, die zu gewährleisten sind, wenn der Würde im vierten Lebensalter entsprochen werden soll. Die ersten beiden Beiträge dieses Teils sind einem Überblick der aktuellen Problemlagen gewidmet. *Markus Zimmermann-Acklin* beschreibt Herausforderungen des Würdeschutzes Hochaltriger im Schweizer Kontext, die er an einigen ‹neuralgischen Punkten› verdeutlicht – etwa dem Problem der Multimorbidität, der Tatsache, dass viele hochbetagte Menschen unter einer Reihe von Beschwerden leiden, dem sowohl das Vergütungssystem nach Fallpauschalen wie die zunehmende medizinische Spezialisierung nicht zu entsprechen vermag. *Hans-Ulrich Dallmanns* Beitrag bietet zum Vergleich einen Überblick der Lage in der Bundesrepublik Deutschland, indem er zunächst das deutsche System der Kranken- und Pflegeversicherung erläutert und Akteure wie Finanzierung der Pflege beleuchtet, um dann auf Lücken des Systems hinzuweisen, die er vor allem in der Ungleichheit der Versorgung sieht. Der Problematik eines steigenden Kostendrucks gerade bei hochaltrigen Personen widmet sich der Beitrag *Luzius Müllers*. Im Rekurs auf das von Peter Dabrock unter Bezug auf Martha Nussbaum und Amartya Sen entwickelte ethische Konzept der Befähigung zur Partizipation warnt er vor einer gesellschaftlichen Debatte, die die Therapiebegrenzung im Alter gleichsam zur moralischen Pflicht stilisiert. Zum Abschluss bietet *Regula Schmitt-Mannhart* einen Eindruck aus der Praxis einer Heimärztin, in dem sich Problemlagen und Perspektiven des Umgangs mit der Würde im vierten Lebensalter noch einmal verdichten.

Wie das eingangs erwähnte Beispiel Walter Jens' und seiner Angehörigen und Freunde zeigt, ist die normative Vorstellung eines ‹Alterns in Würde› so alltagsweltlich verbreitet wie unterschiedlich besetzt. Wenn wir lange leben und in Würde altern wollen, müssen wir uns aber gesellschaftlich darüber verständigen, welche Konzepte der Würde wir vertreten wollen, welche Konsense und Kompromisse möglich sind und welche basalen Standards wir als Hochbetagte und im Umgang mit Hochbetagten nicht unterschritten sehen wollen. Der Band insgesamt versteht sich als Beitrag zu dieser dringend notwendigen normativen Debatte.

I. Würde im vierten Lebensalter: Vorklärungen

Torsten Meireis

Würde ist mehr als ein Wort ...

Die Frage, ob er in Würde altern wolle, wird wohl kaum ein Mensch ab-
lehnend beantworten – die Zustimmung dürfte einhellig ausfallen. Fragt
man dagegen, was unter einem ‹Altern in Würde› zu verstehen sei, gehen
die Antworten schnell auseinander. Obwohl man grundsätzlich darauf
hinweisen kann, dass das Altern mit der Geburt beginnt und insofern eine
lebenslange Herausforderung darstellt, wollen die einen – grenzt man auf
die Jahre ab dem sechsten Lebensjahrzehnt ein – eine Art Kunst des Alterns
entwickeln, die eine Hinnahme der zunehmenden Einschränkungen, die
Hinwendung zu altersgerechten Interessen und schliesslich die Wertschätzung dieser Lebensphase impliziert,[1] während die anderen vorrangig auf die
strukturellen Parameter einer altersgerechten Versorgung abheben.[2] Begründen die einen den gesellschaftlichen Transfer von Leistungen an ältere Menschen mit der Tauschgerechtigkeit,[3] ziehen die anderen ein ‹befähigungsge-
rechtes› Modell vor.[4] Während einerseits die Kombinationen von Alter und
Würde alltagsweltlich extrem gängig sind, wie schon eine einfache Internet-

---

1 So etwa Otfried Höffe, vgl. ders., Altern in Würde, Tagung des Deutschen
   Ethikrats: Demenz – Ende der Selbstbestimmung, Hamburg, 24.11.2010, zugänglich unter http://www.ethikrat.org/dateien/pdf/demenz-tagung-2010-11-24-referat-
   hoeffe.pdf (Zugriff v. 30.11.12), in ganz anderer Perspektive: Hans-Martin Rieger,
   Altern anerkennen und gestalten. Ein Beitrag zu einer gerontologischen Ethik,
   Leipzig 2008; Heinz Rüegger, Alter(n) als Herausforderung. Gerontologisch-ethische Perspektiven, Zürich 2009.
2 So der normative Grundtenor der Berliner Altersstudie (BASE), vgl. Ulman
   Lindenberger / Jacqui Smith / Karl-Ulrich Meyer / Paul B. Baltes, Die Berliner
   Altersstudie, Berlin (3. Aufl.) 2010, im Folgenden zitiert als BASE 2010.
3 So wiederum Otfried Höffe, in: ders., Medizin ohne Ethik, Frankfurt/M. 2002,
   188–198.
4 So etwa Peter Dabrock, vgl. ders. (unter Mitarbeit von Ruth Denkhaus), Befähigungsgerechtigkeit, Gütersloh 2012, 219–286.

Suche in deutscher Sprache zeigt,[5] ergeben sie doch die unterschiedlichsten
Ausprägungen: Schon die auf der ersten Ergebnisseite der erwähnten Suche
versammelten Fundstellen schliessen die (eingestellte) Website des Grünen
Kreuzes,[6] das Angebot einer Bank,[7] ein selbstverfasstes, integrale Wertschätzung einklagendes Gedicht auf einem Senioren adressierenden regionalen
Webportal,[8] ein konzeptionelles Werk zur Altenhilfe,[9] die Reklame einer
Pflegeagentur,[10] eine Zitatensammlung[11] sowie Texte eines Theologen[12] und
eines Philosophen[13] ein und zeigen so bereits der oberflächlichen Sicht die
enorme Bandbreite an, in der die Kombination aufgefasst werden kann.
Während das Angebot der Bank auf die komfortable materielle Absicherung
in finanzieller Unabhängigkeit zielt, intendiert das Gedicht die Wertschätzung im Kontext auch von Abhängigkeitsbeziehungen, verspricht die Pflegeagentur die Sorge um das psychophysische Wohlbefinden und legt das
Werk zur Altenhilfe durch den Ansatz der Erhebung lebensweltlicher Würdevorstellungen eine enge Verbindung zur Selbstwirksamkeit nahe. Gleichzeitig wird damit deutlich, dass mit der Wendung des ‹Alterns in Würde›
jeweils normative Intuitionen verbunden sind.

Um der Frage näherzukommen, was ‹Altern in Würde› im Kontext des
vierten Lebensalters bedeuten kann, möchte ich zunächst knapp auf das

---

5   Eine Google-Anfrage mit der Kombination ‹Alter Würde› ergibt 55.100.000 Ergeb-
     nisse, Anfrage vom 05.02.2013.

6   Vgl. http://dgk.de/aiw/altern-in-wuerde.html (05.02.2013) – besonders interessant
     ist hier einerseits die Fokussierung auf Demenz, andererseits in diesem Zusam-
     menhang der Hinweis, die Seite werde nicht mehr aktualisiert, da man in diesem
     Bereich nicht mehr aktiv sei – die Thematisierung der Würde im Kontext der
     Demenz scheint also auch hier Desiderat zu bleiben.

7   Vgl. http://www.gls.de/unsere-angebote/finanzierungen/leben-im-alter/(05.02.2013).

8   Vgl. http://www.feierabend.de/Steiermark/Erlebnisberichte/Was-bedeutet-Wuerde-
     im-Alter-10874.htm (05.02.2013).

9   Vgl. http://www.mabuse-verlag.de/Mabuse-Verlag/Produkte/Mabuse-Verlag/
     Unsere-Buecher/Alter/In-Wuerde-altern/id/12764 (05.02.2013), beworben wird das
     Werk von Michael Billmann/Benjamin Schmidt/Berndt Seeberger, In Würde altern.
     Konzeptionelle Überlegungen für die Altenhilfe, Frankfurt/M. 2009.

10   Vgl. www.pia-sozialstationen.de/kooperation/picts/Altenheimflyer.pdf(05.02.3013).

11   Vgl. http://natune.net/zitate/themen/alter (05.02.2013).

12   Vgl. www.lebensspuren.net/medien/pdf/Hanns_Sauter.pdf (05.02.2013).

13   Vgl. Anm. 1. Besonders interessant ist, dass Höffe in seinem vierzehnseitigen Vor-
     trag anlässlich einer Tagung zum Thema der Demenz dieser gerade einmal vier
     Abschnitte (eine knappe Seite) widmet.

Konzept des ‹vierten Lebensalters› eingehen (I.) und dann die verschiedenen Aspekte und Anwendungskontexte des Würdebegriffs skizzieren (II.). Ein Fazit, das die Problemlagen und Fragen bündelt, die sich einer Thematisierung der Würde im vierten Lebensalter stellen, schliesst den Aufsatz ab (III.).

I. Viertes Lebensalter

Das Konzept des ‹vierten Lebensalters› geht auf eine Prägung Paul Baltes' und der Autoren der Berliner Altersstudie[14] zurück, die den von dem englischen Historiker Peter Laslett eingeführten Begriff des dritten Lebensalters aufgrund ihrer empirischen Studien für ergänzungsbedürftig halten. Er zielt auf die mit der signifikanten Erhöhung der durchschnittlichen Lebensspanne wichtiger werdende Lebensphase der – vornehmlich weiblichen – Hochbetagten ab 85 Jahren, da sich hier die biologisch-organischen Risiken verdichten und körperliche wie geistige Beeinträchtigungen zu hoher Gebrechlichkeit und Vulnerabilität führen. Die Autoren fordern: «Es ist deshalb vordringlich, nicht nur sehr viel bessere Daten über die Qualität des Zuwachses an Jahren im Alter zu gewinnen, sondern auch die künftige gerontologische Forschung sowie die medizinische, psychiatrische, psychologische und sozialpolitische Praxis gerade auf dieses neue vierte Lebensalter zu richten. Es gilt hier, neue Formen des Lebens in und mit dem sehr hohen Alter, das stark durch geistig-sensorische Beeinträchtigungen, Gebrechlichkeit und Pflegebedürftigkeit bestimmt ist, zu finden. Denn in der Zukunft ist der Entwicklungsstand einer modernen Gesellschaft auch daran zu messen, ob sie neben der Erweiterung und Sicherung von Gestaltungsmöglichkeiten des dritten Lebensalters auch menschenwürdige Formen des Lebensendes entwickelt und stützt. Im sehr hohen Alter, etwa jenseits des 85. Lebensjahres, ist in der allerletzten Phase des Lebens die persönliche, familiäre und gesellschaftliche Not am grössten, und in dieser Altersgruppe geschieht es am häufigsten, dass die Probleme der alten Menschen und derjenigen, die sie betreuen, verdrängt und vergessen werden.»[15]

---

14   Vgl. BASE 2010 (Anm. 2).
15   BASE 2010 (Anm. 2), 655.

II. Würde

Die Frage, die die Autorinnen und Autoren der BASE in ihrer Ausarbeitung nicht erwähnen, ist die normative, die sich in der Regel mit dem Begriff der Würde verbindet. Der Begriff Würde, so die These, wird zwar gerade im Kontext von Medizin und Pflege – z. B. in Leitbildern von Institutionen oder Pflegeethiken, etwa in der Formulierung eines ‹Lebens in Würde› – gerne verwendet,[16] ist aber in seiner Bedeutung keineswegs gänzlich geklärt und auch in seiner Verwendungsweise nicht völlig eindeutig.

Vier Probleme lassen sich dabei ausmachen. Sie haben damit zu tun, dass sich der Terminus hochabstrakt darstellt (1), die menschenrechtlichen Konkretionen zwar wichtig, aber noch zu allgemein oder zu basal sind (2), die Deutung der Würde als ‹Respekt der Autonomie› zwar bedeutsam ist, aber für die Probleme des vierten Lebensalters nicht ausreicht (3) und der Würdebegriff in sich mehrdeutig ist (4).

Geht man davon aus, dass der Begriff der ‹Würde› auch im Kontext des vierten Lebensalters bedeutsam und nicht einfach zu ersetzen ist, weil er wichtige moralische Intuitionen benennt, dann bedarf es einer Klärung und weitergehenden Konkretion.

1. Abstraktheit

Abstrakt ist der Begriff, sofern die Vorstellung einer gattungsbezogenen Würde des Menschen zunächst nur eine bestimmte anerkennungsbezogene Sonderstellung der Gattung Mensch gegenüber anderen Lebewesen und Dingen in der Welt behauptet, die freilich in der Moderne auf den unvergleichlichen Wert jedes Individuums ausgeweitet wird.[17] In der paradigmati-

---

16 Zu den Institutionen und der unterschiedlichen Verwendung des Würdekonzepts vgl. exemplarisch etwa das Unternehmensleitbild des regionalen Pflegezentrums Baden («Wir ermöglichen den Bewohnern das Sein und das Leben in Würde.» www.rpb.ch [12.04.2013], das Leitbild des Betagtenzentrums Laupen («Wir bieten den Bewohnern ein würdiges Umfeld zum Leben und zum Sterben.» www.bz-laupen.ch/ueber-uns/leitbild [10.04.2013]) oder das Pflegeleitbild des Evangelischen Pflegeheims Heiligkreuz («Wir achten das Leben und den Tod, respektieren die Würde und wahren die Rechte aller Heimbewohner.» Broschüre, bestellbar unter www.heilig-kreuz.ch [10.04.2013]); zu den Medizin- und Pflegeethiken vgl. z. B. Settimio Monteverde (Hg.), Handbuch Pflegeethik, Mainz 2012; Luzius Müller, Grenzen der Medizin im Alter? Zürich 2010; Ulrich H. J. Körtner, Grundkurs Pflegeethik, Wien ²2012; Reinhard Lay, Ethik in der Pflege, Hannover 2004.

17 Vgl. hierzu auch Torsten Meireis, Tätigkeit und Erfüllung, Tübingen 2008, 320–326.

schen Formulierung des Philosophen Immanuel Kant: «Im Reich der Zwecke hat alles entweder einen Preis, oder eine Würde. Was einen Preis hat, an dessen Stelle kann auch etwas anderes, als Äquivalent gesetzt werden; was dagegen über allen Preis erhaben ist, mithin keine Äquivalent verstattet, das hat eine Würde.»[18] Für Kant bedeutet dies, dass jedes Individuum der Gattung Mensch immer auch als Selbstzweck zu behandeln, also nicht umstandslos zu instrumentalisieren ist, für Kant ist dies in der Fähigkeit des Menschen begründet, sich in Vernunft und Freiheit ein eigenes Gesetz zu geben. Was genau diese Sonderstellung freilich impliziert, welche Rechte und welche Art der Behandlung, bleibt offen.[19] Ob es etwa einen Verstoss gegen die Menschenwürde darstellt, wenn pflegebedürftigen alten Menschen im gleichen Mass wie anderen Alterskohorten der Gesellschaft Sparzwänge zugemutet werden, indem Behandlungen rationiert werden, lässt sich durchaus kontrovers diskutieren. Erschwerend kommt noch hinzu, dass die Idee der Würde in der Regel dabei als Zuschreibung gedacht wird und insofern als unveräusserlich (*inalienable*) gilt. Was freilich unverlierbar und unveräusserlich ist, scheint durch menschliches Handeln nicht tangierbar: Damit stellt sich aber die Frage, ob die Würde überhaupt als Kriterium der Behandlung taugt, wenn das Konzept nicht weiter konkretisiert wird.

2. Konkretion im Begriff der Menschenrechte
Die gebräuchliche Konkretion des Begriffs liegt in der Vorstellung der Menschenrechte.[20] Dabei sind zunächst die stärker moralisch zu verstehenden

---

18 Immanuel Kant, Grundlegung zur Metaphysik der Sitten (1786), in: ders., Theorie Werkausgabe Immanuel Kant Bd. VII, Werke in zwölf Bänden, hg. von Wilhelm Weischedel, Frankfurt/M. 1974, 7–102 (BA III-128) (Original der zugrunde gelegten zweiten Auflage 1786, erste Auflage 1785), BA 78.

19 Entsprechend gilt, dass der Menschenwürde als einem Grundrecht kaum praktische Bedeutung zukam, vgl. Christian Walter, Menschenwürde im nationalen Recht, Europarecht und Völkerrecht, in: Petra Bahr / Michael Heinig (Hg.), Menschenwürde in der säkularen Verfassungsordnung. Rechtswissenschaftliche und theologische Perspektiven, Tübingen 2006, 127–148 (128).

20 Vgl. hierzu Wolfgang Huber, Art. Menschenrechte/Menschenwürde, TRE 22, Berlin, New York 1992, 577–602. In den Präambeln des sogenannten Zivilpakts wie auch des Sozialpakts der Menschenrechte werden die Menschenrechte jeweils aus der Menschenwürde abgeleitet – vgl. hierzu UN General Assembly, International Covenant on Civil and Political Rights, 16 December 1966, United Nations, Treaty Series, vol. 999, p. 171, leicht zugänglich unter: http://www.refworld.org/docid/3ae6b3aa0.html (14.04.2013), sowie UN General Assembly, International Covenant

Formulierungen, die sich auf der programmatischen Ebene der Allgemeinen Erklärung der Menschenrechte finden, von den völkerrechtlich ratifizierten, über Beschwerde- oder Berichtsverfahren justitiablen ‹echten› Rechten zu unterscheiden, die sich in den Pakten über bürgerliche und politische Rechte einerseits, im Pakt über wirtschaftliche, soziale und kulturelle Rechte andererseits finden, ihrerseits aber wiederum in den Rechtssystemen der ratifizierenden Staaten eingebunden sein müssen. Allerdings kennzeichnen auch noch die Menschenrechte vergleichsweise basale Grundrechte, vor allem Abwehrrechte gegenüber Eingriffen Dritter, wobei zunächst der Staat im Blick ist,[21] auch wenn natürlich hier auch der Schutz der psychischen und physischen Integrität im Kontext medizinischer Behandlung oder Pflege betroffen ist, der medizin- und pflegeethisch in der Regel über das Nichtschadensgebot (nonmaleficence) ausgedrückt wird.[22] Dazu gehören das Recht auf Leben, Freiheit und Sicherheit, die Freiheit von Sklaverei und Folter, das Recht auf Rechte, gleiche Behandlung vor dem Gesetz, ein faires Gerichtsverfahren, Freizügigkeit, Religions-, Meinungs- und Versammlungsfreiheit usf.[23] Es liegt in der Natur der Sache, dass in demokratischen Rechtsstaaten der juridische Schutz vor der Beeinträchtigung durch Dritte in der Regel sowohl dichter als auch weitergehender geregelt ist als in den relativ allgemeinen Formulierungen der Menschenrechtsdokumente, sodass der Rekurs auf die Menschenwürde in Fällen von Übergriffen von Pflegenden auf Gepflegte oder Behandelnden auf Patienten in der Regel nicht nötig ist, weil diese Fälle bereits gesetzlich geregelt sind.

Zwar wird in der menschenrechtlichen Diskussion schon lange argumentiert, dass die Ermöglichung der Inanspruchnahme der politischen Grundrechte die Gewährleistung wirtschaftlicher, sozialer und kultureller

---

on Economic, Social and Cultural Rights, 16 December 1966, United Nations, Treaty Series, vol. 993, p. 3, leicht zugänglich unter: http://www.refworld.org/docid/3ae 6b36c0. html (14.04.2013).

21   Huber dokumentiert diesen Streit, indem er einerseits die Auffassung referiert, Kern der Menschenrechte seien Abwehrrechte gegenüber dem Staat, Huber 1992, 581 (Anm. 20), selbst aber die Meinung vertritt, auch die sozialen Implikationen elementarer Rechte seien menschenrechtlich zu verstehen, sodass die Menschenrechte Freiheit, Gleichheit und Teilhabe implizierten (Huber 1992, 584).

22   Vgl. hierzu Tom L. Beauchamp, James F. Childress, Principles of Biomedical Ethics, 6th edition, New York, Oxford 2009, 149–198.

23   Vgl. hierzu die Allgemeine Erklärung der Menschenrechte, UN General Assembly, Universal Declaration of Human Rights, 10 December 1948, 217 A (III), zugänglich unter: http://www.refworld.org/docid/3ae6b3712c.html (15.04.2013).

Rechte impliziere, doch wird bereits dieses Argument mit dem Hinweis, die Abwehrrechte stellten den Kernbereich der Menschenrechte dar, bestritten.[24] Und auch dort, wo dies zugestanden wird, ist doch das Ausmass der hier zu gewährleistenden wirtschaftlichen, sozialen und kulturellen Rechte in der Regel umstritten. Denn während etwa die im Kontext des Zivilpakts kodifizierten politischen Menschenrechte als Verbotsnormen lediglich die staatliche Unterlassung bestimmter Freiheitsbeschränkungen erfordern und so einer gerichtlichen Überprüfung vergleichsweise leicht zugänglich sind, implizieren die wirtschaftlichen, kulturellen und sozialen Rechte als Gebotsnormen staatliches gewährleistendes Handeln, das stets von einer – in der Regel sehr unterschiedlich wahrgenommenen – Reihe von Voraussetzungen abhängig ist.[25] Insofern ist das soeben angeführte Beispiel der Rationierung auch auf der Ebene der Menschenrechte keineswegs ohne weiteres zu lösen – denn gerade die wirtschaftlichen, sozialen und kulturellen Rechte stehen unter der Bedingung ihrer kontextuellen Darstellbarkeit, sodass der Text des Sozialpaktes jeweils von der Anerkennung der Rechte und der Einleitung geeigneter Massnahmen zu ihrer Verwirklichung spricht.[26] In der Regel ist aber in Medizin und Pflege sowie im Lebenskontext sehr viel mehr Thema, als an den sehr basalen Schutz- und Gewährleistungsbestimmungen der Menschenrechte abzulesen ist – man vergleiche etwa die durchaus

24 Der amerikanische Philosoph Wolterstorff etwa argumentiert, soziale Rechte wie das Recht auf (formale) Bildung dürften weder als Menschenrecht noch als universal gelten, nicht als Menschenrecht, da nicht jeder Mensch zu formaler Bildung fähig sei, nicht als universal, da es nur in Staaten und Gesellschaften gelten könne, die über ein formales Bildungssystem verfügten, vgl. Nicholas Wolterstorff, Justice. Rights and Wrongs, Princeton 2008, 313–316.

25 Vgl. hierzu Huber 1992 (Anm. 20), 586–587.

26 So heisst es in Artikel 2, Abs. 1 des Pakts über wirtschaftliche, soziale und kulturelle Rechte: «Each State Party to the present Covenant undertakes to take steps, individually and through international assistance and co-operation, especially economic and technical, to the maximum of its available resources, with a view to achieving progressively the full realization of the rights recognized in the present Covenant by all appropriate means, including particularly the adoption of legislative measures.» (UN General Assembly, International Covenant on Economic, Social and Cultural Rights, 16 December 1966, [Anm. 20]) Der das Gegebene überschiessende Aspekt der Menschenrechtsgesetzgebung, den Wolterstorff analytisch scharfsinnig, aber gegen die Intention der Gesetzgebung moniert, wird hier ausdrücklich in den Wortlaut des Pakts aufgenommen: Die Menschenrechte formulieren insofern auch gesellschaftliche Zielbestimmungen.

sympathische Forderung einer optimalen, hoch personal- und kostenintensi-
ven Betreuung schwer demenzkranker Menschen mit den sehr basalen Im-
plementierungsüberlegungen des Rechtes auf Gesundheit.[27]

So gesehen, ist auch die menschenrechtliche Konkretion der Würdevor-
stellung über weite Strecken noch zu abstrakt oder unbestimmt, um sie auf
konkrete Fälle anzuwenden.

3. Respect for autonomy

Die am stärksten verbreitete Anwendung des Würdekonzepts liegt freilich –
neben dem oben bereits genannten Nichtschadensgebot – in der Respektierung der vernünftigen Selbstbestimmung, die im four-principles-Ansatz von
Beauchamp und Childress als ‹respect for autonomy› gefasst wird.[28] Allerdings bietet auch diese Konkretion des Respekts der Würde eine Reihe von
Problemen.

Denn nicht nur die Frage, was eigentlich genau unter Autonomie oder
Selbstbestimmung zu verstehen ist, sondern auch das Problem, wie die Umsetzung solchen Respekts vor der Autonomie zu gestalten sei, ist höchst
komplex. Hinsichtlich des Verständnisses von Autonomie lassen sich mit
Bernhard Irrgang mindestens vier Auffassungen unterscheiden: eine emotivistische, eine rechtliche, eine konsequentialistische und eine ethische im
kantischen oder taylorschen Sinne.[29]

An erster Stelle nennt Irrgang eine emotivistische, nur wenig vorausset-
zende Position, die jede Stimmung oder Neigung des Patienten als
Äusserung seiner Autonomie versteht. Problematisch ist an dieser Position,
dass eine kritische Revision mangels Kriterien schlechterdings nicht möglich
ist: Im Extremfall bedeutete dies etwa, dass ein Patient in einer nicht patho-

---

27 Sozialpakt Art. 12: «1. The States Parties to the present Covenant recognize the
    right of everyone to the enjoyment of the highest attainable standard of physical
    and mental health. 2. The steps to be taken by the States Parties to the present
    Covenant to achieve the full realization of this right shall include those necessary
    for: (a) the provision for the reduction of the stillbirth-rate and of infant mortality
    and for the healthy development of the child; (b) the improvement of all aspects
    of environmental and industrial hygiene; (c) the prevention, treatment and
    control of epidemic, endemic, occupational and other diseases; (d) the creation of
    conditions which would assure to all medical service and medical attention in the
    event of sickness.» UN General Assembly, International Covenant on Economic,
    Social and Cultural Rights, 16 December 1966 (Anm. 20).
28 Vgl. Beauchamp / Childress 2009 (Anm. 22), 99–148.
29 Vgl. Bernhard Irrgang, Einführung in die Bioethik, München 2005, 77–86.

logischen, aber dunklen Stimmung, in der er oder sie für Argumente unzugänglich wäre, um Sterbehilfe bitten könnte, die ihm dann nicht zu verweigern wäre – selbst wenn Pflegende, Behandelnde und Angehörige aus Erfahrung wissen, dass solche Stimmungen bei dem Patienten nur selten vorkommen und stets nur einige Stunden dauern.

An zweiter Stelle lässt sich eine sehr voraussetzungsreiche Position beschreiben – hier steht das ethische Urteil sensu strictu, in dem nur als Äusserung der Autonomie akzeptiert wird, was allgemein vernünftig rechtfertigt werden kann. Irrgang rekurriert dabei vor allem auf eine kantische Ethik des Richtigen, in der als autonome Entscheidung nur diejenige gilt, die, von konkreten Interessen absehend, unter dem Aspekt der sittlichen Verallgemeinerbarkeit getroffen wird, also dem kategorischen Imperativ folgt. Als autonom dürften in dieser Sicht nur solche Urteile gelten, deren Verallgemeinerbarkeit allgemein einsichtig gemacht werden kann. Eine solche Sichtweise ist nun unter mindestens drei Aspekten problematisch: Denn einerseits unterstellt die kantische Ethik eine universale Prägung der Vernunft, über die man im Zweifel sein kann.[30] Zweitens sind viele individuelle Entscheidungen von so vielen singulären Konstellationen geprägt, dass die Möglichkeit der Perspektivenübernahme nur in höchst begrenztem Masse existiert, sodass man fragen muss, ob die Entscheidung einer Verallgemeinerung überhaupt zugänglich sein kann. Drittens enthält eine solche kategorische Verallgemeinerungs- bzw. Universalisierungsperspektive natürlich einen grossen Zwang zur Abstraktion von empirischen Gegebenheiten und partikularen normativen Traditionen.[31] So sinnvoll eine solche Perspektive also für die Entwicklung einer konsensfähigen Moral im Kontext der menschlichen Gattung oder auch nur des staatlichen Pluralismus als ideelle Grundlage einer allgemeinen Gesetzgebung sein mag, so problematisch ist sie, wenn sie als einzige Richtschnur des gesamten moralischen Lebens gelten soll.

---

30 Vgl. hierzu etwa Heinz Kimmerle, Prolegomena, in: ders. (Hg.), Das Multiversum der Kulturen, Amsterdam 1996, 9–30, hier 20–23.

31 Vgl. hierzu Beauchamp / Childress 2009 (Anm. 22), 105–106 – sie referieren dort eine Studie, die zeigt, dass in US-amerikanischen Volksgruppen unterschiedlicher ethnischer Herkunft sehr verschiedene Auffassungen darüber bestehen, wer die Letztentscheidung bezüglich der Information über eine tödliche Krankheit und lebensverlängernde Massnahmen treffen sollte. Koreanisch- und mexikanischstämmige Amerikaner tendieren dazu, diese Entscheidung an die Familie zu delegieren.

Eine solche anspruchsvolle Deutung der Autonomie ist dabei nicht nur am Massstab der kantischen Ethik möglich – eine andere Deutung ethischer Selbstbestimmung und Autonomie geht daher von Vorstellungen einer im biografischen Kontext vertretenen Moral des Guten aus, deren Verfolg als Selbstbestimmung gewertet wird.[32] Wenn ich etwa mein Leben an der Vorstellung eines gnädigen Gottes, einer in Gott aufgehobenen und deswegen akzeptablen menschlichen Verletzlichkeit und Fehlbarkeit und dem Vertrauen auf Gottes Vorsehung ausgerichtet habe, dann ist unter Umständen auch eine Alzheimer-Erkrankung nicht als Indiz eines nicht mehr lebenswerten Lebens zu werten. Freilich ist auch hier die Möglichkeit von Perspektivänderungen gegeben und einzubeziehen. Zudem endet auch hier die Reichweite der – jedenfalls im Rahmen der unerlösten Welt als partikular anzusehenden – religiösen Sicht an der allgemeinen Gesetzgebung.

Zwischen einem wenig voraussetzungsreichen Autonomieverständnis, das jeden nicht unter unmittelbarem Zwang geäusserten Wunsch als Ausdruck der Autonomie wertet und einem hoch voraussetzungsreichen, das nur eine kommunikabel begründete, durchreflektierte, und kriteriengesteuerte Äusserung als Zeichen der Autonomie akzeptiert, stehen pragmatische Mittelwege, wie sie in der utilitaristischen Theoriebildung und im Recht beschritten werden.

In der ethischen Richtung, die als Utilitarismus bezeichnet wird, fasst man Autonomie meist im Sinne einer persönlichen Fähigkeit auf.[33] Dabei geht es vor allem um rationale Entscheidungskompetenz, für die drei Fähigkeiten als charakteristisch gelten: 1. Die Fähigkeit, eine Präferenz auszudrücken, 2. die Fähigkeiten, Informationen zu verstehen und die eigene Situation einschätzen zu können, 3. die Fähigkeit, Entscheidungen auf der Basis rationaler Gründe zu treffen. Dabei ergeben sich natürlich sofort die nächsten Schwierigkeiten aus der Frage nach den Beurteilungskriterien und der Definition ‹rationaler Gründe›. Was, wenn der Patient hochbetagt ist, die basale Dekubitusprophylaxe unter Verweis auf seine subjektive Todeserwartung wütend ablehnt, und die Vorstellung der Pflegenden, dass der Tod ja noch ausstehe und es ohnehin besser sei, den Tod weitgehend schmerzfrei und ohne übelriechende Wunden zu erwarten, zwar versteht, es aber vorzieht, in Ruhe gelassen zu werden?

---

32 Vgl. hierzu etwa Charles Taylor, Quellen des Selbst, Frankfurt/M. 1996.
33 Vgl. Irrgang 2005 (Anm. 29), 80–81; zu den gängigen Kompetenzstandards und den Problemen ihrer Anwendung vgl. Beauchamp/Childress 2009 (Anm. 22), 114–117.

Und wie ist in Fällen zu verfahren, wenn von solcher rationalen Selbstbestimmungsfähigkeit keine Rede mehr sein kann, weil die Patientin in hohem Grad von Demenzerkrankung gekennzeichnet ist? Wenn die geduldige, immer zu wiederholende Erläuterung der notwendigen Schritte aus Zeit- und Personalnot – also letztlich ökonomischen Gründen – nicht mehr möglich scheint? Um das Problem der Knappheit ernst zu nehmen, hat Peter Dabrock den Begriff der vernünftigen Autonomie prozessualisiert und als Ziel der «Befähigung zu einer längerfristig integral-eigenverantwortlichen Lebensführung zum Zwecke der Teilnahmemöglichkeit an sozialer Kommunikation» reformuliert.[34] Aber natürlich steht auch hier die Selbstbestimmung im Zentrum – was aber, wenn der Patient oder die Patientin damit schlichtweg überfordert ist? Wie wäre dann ihre Würde zu respektieren, ohne sie der körperlichen Verelendung zu überlassen?[35]

Die letzte, pragmatische Deutung der Autonomie folgt der rechtlichen Argumentation. Juridisch wird Autonomie oft als gegebenes Recht der Vertragsfreiheit verstanden, bei der die Letztentscheidung über Anwendung oder Behandlung bei dem Patienten als schwächerem, daher besonders geschütztem Vertragspartner liegt, sodass die Bedingungen der Ausübung dieses Rechts als Kriterien gelten können.[36] Dabei geht es dann vor allem darum, dass der Patient oder die Patientin weiss und versteht, was sie akzeptiert oder ablehnt. Dies wird in der Regel unter dem Stichwort von Kriterien des informierten Einverständnisses, ‹informed consent›, erörtert: Die Autonomie ist berücksichtigt, wenn der Patient einer Behandlung oder einer Anwendung informiert zustimmen oder sie informiert ablehnen kann.

Während Gerichte hinsichtlich des ‹informed consent› vorrangig die Informationspflicht betont haben, hat sich seit Längerem ein differenzierteres Schema durchgesetzt.[37] Denn will man vom ‹informed consent› ausgehen, müssen mindestens drei Fragen geklärt werden: Erstens fragt sich, ab welchem Wissensmass ein Patient eigentlich als ‹informiert› gelten kann, zweitens, wie die Unabhängigkeit des Einverständnisses von der Suggestion

---

34 Dabrock 2012 (Anm. 4), 265, vgl. insgesamt 257–268.
35 Rüegger 2009 (Anm. 1), 55, macht unter Bezug auf die Richtlinien der SAMW zu Recht darauf aufmerksam, dass auch der demenzkranke Mensch einen Anspruch auf Respektierung seiner Würde und Autonomie hat, und verweist konkret auf die Möglichkeit der Erörterung des mutmasslichen Willens – allerdings löst dies das Problem nur bedingt, wenn der erörterte mutmassliche Wille dem geäusserten Willen des Demenzkranken zuwiderläuft.
36 Vgl. Irrgang 2005 (Anm. 29), 80.
37 Vgl. Beauchamp / Childress 2009 (Anm. 22), 117–140.

bzw. Perspektive des Arztes zu prüfen ist, und drittens, was genau als Einverständnis gewertet werden soll. Das erste Problem zeigt sich bereits darin, dass ein Patient, dem naturgemäss die erfahrungsgesättigte Kenntnis vieler vergleichbarer Krankheits- oder Leidensverläufe fehlt, bestimmte Diagnosen nur schwer realistisch einzuschätzen vermag – genügt also die Bereitstellung bestimmter Informationen durch den Arzt? Oder ist auch sicherzustellen, dass der Patient dies richtig versteht? Und wenn ja, wie? In der Regel wird daher das Moment der Aufklärung und Information von dem Verstehen der Information unterschieden.[38] Das zweite Problem hängt damit zusammen, dass der Patient – anders als die Ärztin oder der Pfleger – natürlich auf die Aufbereitung der Information durch beide angewiesen ist: Auch wenn er sich eine ‹zweite› oder dritte Meinung besorgen kann, wenn er sich dies zu leisten vermag, wird er doch die eigene Urteilsfähigkeit stets in geringerem Masse zur Verfügung haben als der Arzt – Beauchamp und Childress schlagen daher vor, den Aspekt der Weitergabe von konkreter Information von einem weiteren Schritt zu unterscheiden, der auf die konkrete Behandlungsempfehlung des Arztes abhebt. Aus diesen Gründen wird das Konzept des ‹informed consent› neben den zwei bereits erwähnten noch in drei weitere Elemente gegliedert: Neben die Freiwilligkeit der Entscheidung des Patienten tritt die Vergewisserung über die Verständnis- und Entscheidungskompetenz und die konkrete Autorisierung des ärztlichen Eingriffs. Beauchamp und Childress erweitern und gliedern dieses Fünferschema wie folgt: I. Schwellenelemente (Bedingungen): 1. Verständnis- und 2. Entscheidungskompetenz; II. Informationselemente: 3. Weitergabe materialer Information, 4. Empfehlung eines Behandlungsplanes 5. Verständnis von 3 und 4; III: Einverständniselemente: 6. Entscheidung für einen bestimmten Behandlungsplan und 7. Autorisierung dieser Behandlung.[39] Es fragt sich natürlich, ob die gegebene Unterschrift tatsächlich genügt, um den ‹informed consent› zu bestätigen, also ob man mit der Unterschrift unterstellen soll, dass der Patient jedenfalls ausreichend Gelegenheit zu Information und Einspruch hatte, analog zur Unterschrift unter wortreiche und in Juristenenglisch abgefasste Programmlizenzen, die wir oft genug leisten, ohne auch nur einmal einen Anwalt hinsichtlich der Folgen zu konsultieren: natürlich aus Bequemlichkeit, aber auch, weil es zu teuer wäre. Faktisch sucht man diese Probleme etwa so zu lösen, dass vor einem Eingriff ausführliche Beratungsgespräche angesetzt werden, in denen mehrere Verfahrensschritte (etwa: mündliche

---

38   Vgl. Irrgang 2005 (Anm. 29), 78.
39   Vgl. Beauchamp / Childress 2009 (Anm. 22), 120–121.

Information, Übergabe einer leichtverständlichen Informationsbroschüre, Information über Rückfragemöglichkeiten) standardisiert und an mehreren Stellen per Unterschrift überprüft werden.

Das aber löst natürlich nicht das oben angesprochene Problem eingeschränkter Entscheidungsfähigkeit, das rechtlich als Rechtsfähigkeit erscheint. Bei *nicht oder nur eingeschränkt rechtsfähigen Personen* wird dann in der Regel eine stellvertretende Ausübung des Rechtes durch Vormünder oder Treuhänder vorgesehen, ein Sachverhalt, der eigene Probleme mit sich bringt, weil geklärt werden muss, wie die Vormünder entscheiden sollten.[40]

Erstens lässt sich auf Grund einer vorlaufenden Verfügung des Patienten entscheiden, was allerdings voraussetzt, dass man die vorlaufend erstellte Verfügung auch für den veränderten Status des Patienten für gültig hält. Wie ist zu entscheiden, wenn eine Alzheimer-Patientin, die vor Ausbruch der Krankheit im Falle spezifizierter Verschlimmerung – etwa den dauernden Verlust der Erinnerung an nahestehende Personen wie Mann und Kinder – ausdrücklich Sterbehilfe gewünscht hat, den Angehörigen und Pflegenden bei Erreichen dieses Stadiums lebensfroh und genussfähig erscheint?[41]

Die zweite Möglichkeit ist es, dem Selbstverständnis des Patienten zu folgen, also so zu entscheiden, wie Patient oder Patientin es vermutlich tun würde. Dies setzt freilich eine intime Kenntnis der Person voraus und lässt Interessenkonflikte, die es bei Angehörigen in der Regel gibt, ausser Acht.

Schliesslich lässt sich noch die Möglichkeit erwägen, im Sinne eines generalisierten Urteils über die Lebensqualität (‹best interest›) des Patienten zu entscheiden.

Beauchamp und Childress sprechen sich hier für eine hierarchische Reihenfolge aus, die die vorlaufende Verfügung an die erste, die ersatzweise Entscheidung an die zweite und das wohlverstandene Interesse des Patienten an die letzte Stelle setzt. Allerdings bleiben die hier genannten Einwände bestehen, sodass im konkreten Fall auch die vorlaufende Eigenentscheidung genau abzuwägen ist.

Insgesamt zeigt sich, dass auch die Konkretion der Menschenwürde im Konzept des Respekts für die Autonomie der Person im Falle des vierten

---

40 Vgl. zum folgenden Beauchamp / Childress 2009 (Anm. 22), 135–140.

41 Vgl. hierzu auch Rüegger 2009 (Anm. 1), 160–166. Rüegger entscheidet sich an dieser Stelle (165–166) für die aktuelle Autonomie, also den jeweils momentan geäusserten Willen, spricht sich aber an anderer Stelle (169–170) für eine fürsorgliche Begrenzung dieser Autonomie aus.

Lebensalters eine zwar notwendige, aber keineswegs hinreichende Bestimmung darstellt.

Allerdings stellen sich im alltäglichen pflegerischen Umgang Probleme, die sich nicht auf einmalige oder seltene Entscheidungssituationen zuspitzen lassen und insofern nicht nur die Autonomie der ausseralltäglichen besonderen Entscheidung, sondern die Selbstbestimmung im Strom der Handlungen und in der Gestaltung der alltäglichen Routinen betrifft.[42] Was aber bedeutet Würde und wie ist sie zu respektieren, wenn die physische Integrität wie die Intimsphäre ständig (in intersubjektiv bester Absicht) von Menschen durchbrochen wird, die die Patientin keineswegs stets als Teil dieser Sphäre akzeptiert hat? Und ist der tägliche pflegende Eingriff in die Intimsphäre eines demenzkranken Menschen, den dieser als Qual erlebt, umstandslos advokatorisch zu rechtfertigen – oder müsste Würde hier nicht in graduell abgestuften Selbstbestimmungskonzepten konkretisiert werden?

Damit zeigt sich, dass der Menschenwürdebegriff – über die bisherigen Konkretionen in schützenden und gewährleistenden Menschenrechten und dem Respekt für Autonomie hinaus – gerade im Kontext des vierten Lebensalters weiterer Konkretion bedarf, wenn er sinnvoll verwendet werden soll.

4. Differenzierende und egalisierende Funktion des Würdebegriffs

Hinter diesen Problemen der Konkretion des relativ abstrakten, gattungsbezogenen Menschenwürdebegriffs wird ein Problem sichtbar, das es mit den Wurzeln des Terminus zu tun hat. Der Würdebegriff kann nämlich eine egalisierende, aber auch eine differenzierende Funktion haben.[43]

Das Verständnis der Würde im Sinne einer allgemeinen, auf alle Menschen bezogenen Anerkennungskategorie kann auf stoische, jüdische und christliche Vorstellungen aufbauen, es wird aber erst in der Renaissance und

---

42 Diskutiert wurde und wird die Autonomiefrage in der Regel am Beispiel medizinischer Experimente an nicht Einwilligungsfähigen, die leichter einer binären Logik zugänglich zu machen sind (ja oder nein) – in der Pflege ist das aber anders, denn hier geht es um Leistungen, die einen gewohnt selbstbestimmten Alltag vollständig verändern können. Es ist bekannt, dass Menschen, die die Ausübung ihrer Autonomie zu verlagern imstande sind, weniger Probleme haben, aber erstens kann das nicht jeder und zweitens bleibt der Umgang mit der basalen Abhängigkeit problematisch. Vgl. zur situativen Autonomie Ruth Schwerdt, Lernen der Pflege von Menschen mit Demenz bei Alzheimer-Krankheit. Anforderungen an die Qualifikation professioneller Helferinnen und Helfer, Zeitschrift für medizinische Ethik 51/2005, 59–76.

43 Vgl. hierzu Huber 1992 (Anm. 20), 578–579.

der Aufklärung im Sinne einer moralisch und rechtlich folgenreichen Position entwickelt.[44] So findet sich die Vorstellung einer besonderen Bedeutung des Menschen bereits im ersten Teil des Schöpfungsmythos der Genesis, in dem der Gesamtheit der Menschen, repräsentiert durch beide Geschlechter, eine Gottebenbildlichkeit zugesprochen wird, die man zeitgenössisch meist funktional – nämlich in der Beauftragung zur leitenden Verantwortung für die Welt – interpretiert.[45] Reformatorisch lässt sich dieser Aspekt auch noch durch die Vorstellung der Würde als Konsequenz der Adressierung der Rechtfertigungsgnade an alle Menschen ergänzen. Im Kontext der Stoa wird die Idee einer Gattungswürde in der Regel mit Marcus Tullius Cicero verbunden,[46] der freilich die Würde auch als differenzierende Kategorie kennt.[47] Wiewohl der egalisierende Aspekt der Würde sich immer wieder findet und in der mittelalterlichen christlichen Tradition bewahrt wird,[48] tritt sie erst in der frühen Neuzeit wieder in den Vordergrund. Hier wird sie von Autoren der italienischen Renaissance, der spanischen Neuscholastik und der deutschen Reformation in unterschiedlicher Weise betont und bei Blaise Pascal und Samuel von Pufendorf in die Vorstellung der durch die Vernunftnatur konstituierten menschlichen Gleichheit gefasst, die dann auch Kants bereits zitierter Definition (II.1) zugrunde liegt.[49] Obgleich die Idee einer besonderen menschlichen Würde dem Gehalt nach auch in

---

44 Vgl. ebd. sowie Rolf Gröschner / Stefan Kirste / Oliver W. Lembcke (Hg.), Des Menschen Würde – entdeckt und erfunden im Humanismus der italienischen Renaissance, Tübingen 2008; vgl. weiterhin Viktor Pöschl, Art. Würde I, in: Otto Brunner / Werner Conze / Reinhart Koselleck, Geschichtliche Grundbegriffe. Historisches Lexikon zur politisch-sozialen Sprache in Deutschland, Bd. 7, Stuttgart 1992, 637–645; Panajotis Kondylis, Art. Würde II–VIII, in: Brunner / Conze / Koselleck 1992, 645–677; Friedrich Zunkel, Art. Ehre, Reputation, in: Brunner / Conze / Koselleck 1975 (Bd. 2), 1–63.

45 Vgl. bereits Gerhard v. Rad, Theologie des Alten Testaments Bd. 1, München ⁹1987 (Erstauflage 1957), 158–161.

46 Vgl. M. T. Cicero, Vom pflichtgemässen Handeln (De officiis), Lateinisch/Deutsch, übersetzt, kommentiert und herausgegeben von Heinz Gunermann, Stuttgart 1976, I, 105–106.

47 Vgl. Pöschl 1992 (Anm. 44), 638–640.

48 Vgl. Pöschl 1992 (Anm 44), 644–645; Kondylis 1992 (Anm. 42), 645–651. Allerdings ist diese Würde, die mit der Gottebenbildlichkeit verknüpft ist gerade nicht unverlierbar, sondern gilt als durch die Sünde zerstört und der göttlichen Restitution bedürftig.

49 Vgl. Huber 1992 (Anm. 20), 579–581.

den Ursprungsdokumenten politischer Selbstbestimmung der Moderne – der amerikanischen Declaration of Independence und der französischen Declaration des droits du citoyen et de l'homme – gesehen werden kann, findet der ausdrückliche Begriff erst nach dem Ende des Zweiten Weltkriegs Eingang in politische und rechtliche Vorstellungen.[50] ‹Menschenwürde› bleibt dabei ein relativ abstraktes Konzept, das, wie oben bereits betont wurde, vor allem basale Schutzrechte impliziert.

In der historisch im Abendland mindestens ebenso verbreiteten – und in Antike und christlichem Mittelalter weitaus wirksameren – Begriffsprägung aber wird ‹Würde› im Sinn von sozialer Anerkennung verstanden, ähnlich der Ehre, die bestimmte, an Geschlecht, Alter und soziale Schicht gebundene Verhaltensnormen und die damit verbundenen Positiv- oder Negativsanktionen impliziert.[51] Während dieser differenzierende Würdebegriff, der eng mit Vorstellungen von Ehre und Reputation zusammenhängt und soziale Wertschätzung transportiert, sehr viel reichhaltiger und weniger abstrakt gestaltet ist als der egalisierende Begriff der Menschenwürde, impliziert er eine Vielzahl unterschiedlicher Konzepte.

Wenn wir nämlich von einem ‹Altern in Würde› oder einem ‹würdigen Alter› sprechen, dann geht es eben nicht nur um die Menschenwürde, sondern dann sind auch kulturell und religiös relative Vorstellungen des guten Lebens und lebensphasenbezogener Tugenden, Pflichten und Güter im Spiel.[52] In diesem Sinne sind viele der zu Eingang gebotenen Beispiele[53] zu verstehen: Je nach Perspektive ist ein würdiges Alter eines, das nicht von materieller Abhängigkeit gekennzeichnet ist oder eines, in dem Abhängigkeit nicht mit Missachtung einhergeht, das mit kompetenter, kalkulierbarer und bedarfssicherer pflegerischer Zuwendung einhergeht oder auf solche Zuwendung gar nicht erst angewiesen ist, in dem Wertschätzung der Individualität auch jenseits der Selbstwirksamkeit erlebt wird oder in dem Selbstwirksamkeit erfahrbar ist. Die Motive können sich ergänzen, aber auch

---

50 Vgl. Walter 2006 (Anm. 19), 129–130.

51 Vgl. Kondylis 1992 (Anm. 44), 651–658, vgl. auch Huber 1992 (Anm. 20), 578–579.

52 Auf diese Unterscheidung macht auch Rüegger 2009 (Anm 1), 60–61 zu Recht aufmerksam, allerdings geht er auf die Verhältnisbestimmung beider Perspektiven nicht ein, sondern entwirft einen eigenen Vorschlag des guten Lebens im Alter (60–75), der auf die Akzeptanz des Alterns und der eigenen Endlichkeit, Fragmentarität und der Unabschliessbarkeit des eigenen Reifens abhebt. Etwas unscharf wirkt, dass er den Würdebegriff dann trotz des Verzichts auf eine Verhältnisbestimmung als Integral dieser Bestimmungen vorschlägt.

53 Vgl. oben Anm. 6–12, 16.

widersprechen: So mag die Würde für manche in der geduldigen und gleichmütigen Hinnahme der psychischen oder physischen Gebrechen des hohen Alters bestehen, während sie für andere eine Haltung beschreibt, die solchen Gebrechen durch die Selbsttötung ausweicht. Die Ziele können sich aber auch wechselseitig konterkarieren: So stehen etwa zur Sicherung finanzieller Unabhängigkeit investierte Mittel in der Regel nicht gleichzeitig zur Pflege von Beziehungen zur gedeihlichen Gestaltung der späteren, weitergehenden Abhängigkeit zur Verfügung. Dabei ist solchen normativen Vorstellungen kaum auszuweichen: Ein berühmtes Beispiel solch normativer Grundierung sind die von Erik H. Erikson artikulierten, lebensphasenbezogenen psychologischen Entwicklungsaufgaben.[54] Dem höheren Alter ordnet er dabei die Polarität von Integrität vs. Verzweiflung zu – obwohl empirisch gemeint, wird doch deutlich, dass hinter diesen Vorstellungen die Idee eines auf sein oder ihr Leben mit Akzeptanz und Einverständnis zurückschauenden Menschen steht, deren normative Implikationen unschwer zu erläutern sind. Solche normativen Vorstellungen eines würdigen Alters sind in der Regel durch partikulare, zuweilen auch bloss konventionelle oder gar instrumentalisierte Vorstellungen des Guten und Angemessenen determiniert und können insofern dann auch ethischer Kritik verfallen – ein berühmtes Beispiel stellt Bertolt Brechts Geschichte der ‹unwürdigen Greisin› dar. In dieser Miniatur beschreibt der Erzähler seine Grossmutter, die sich nach einem langen Leben der Aufopferung für ihre Familie durch ihre unkonventionelle Selbstsorge und einen individualistischen und freiheitlichen Lebensstil die Kritik eben dieser Familie zuzieht: Weil sie sich der familiären Konvention und der Ansprüche ihrer Kinder und Enkel in ihrer letzten kurzen Lebensphase weitgehend entzieht, wird sie der «unwürdigen Aufführung» bezichtigt. Die Gegenposition bietet der Erzähler, der ihr Verhalten nach ihrem Tod resümiert: «Sie hatte die langen Jahre der Knechtschaft und die kurzen Jahre der Freiheit ausgekostet und das Brot des Lebens aufgezehrt bis auf den letzten Brosamen.»[55] ‹Würde› gerät hier zum Instrument einer normativ und tugendethisch verbrämten Ausbeutung.

Die Tatsache, dass moralische Vorstellungen über das einer sozialen oder biografischen Position angemessene Handeln zur Durchsetzung partikularer Interessen instrumentalisiert werden können, besagt aber natürlich nicht,

---

54 Vgl. Erik H. Erikson, Wachstum und Krisen der gesunden Persönlichkeit, in: ders., Identität und Lebenszyklus, Frankfurt/M. [13]1993, 55–122, hier: 118–120.

55 Vgl. hierzu Bertolt Brecht, Die unwürdige Greisin, in: ders., Prosa Bd. 1, Frankfurt/M. [2]1981, 315–320.

dass solche Vorstellungen einfach verzichtbar wären. Weil aber diese normativen Implikationen eines sozial differenzierenden Würdebegriffs stets eine Rolle spielen, ist es eine zentrale Forderung ethischer Aufklärung, diese Implikationen deutlich zu benennen, um sie bewusst – und gegebenenfalls eben auch kritisch – reflektieren zu können.

III. Fazit

Wenn es richtig ist, dass der Vorstellung eines ‹Alterns in Würde› alltagsweltlich eine hohe Bedeutung zukommt, die zentral auch mit der Relevanz der normativen Intuitionen zusammenhängt, die die Vorstellung auszudrücken geeignet ist, dann scheint es sinnvoll, die Artikulationen dieser normativen Intuitionen einer genaueren Betrachtung zu unterziehen.

Diese ergibt, dass in Bezug auf diese Vorstellung zwei Verhältnisse der Klärung bedürfen. Einerseits nämlich sind die Vorstellungen, die sich mit dem Konzept der ‹Würde› verbinden, so verbreitet wie unterschiedlich, andererseits aber scheint das Verhältnis von Würde und viertem Lebensalter explikationsbedürftig.

Die Problematik liegt nicht zuletzt darin begründet, dass der Würdebegriff selbst keineswegs eindeutig erscheint. Als Menschenwürde, die einerseits Angehörigen der Gattung Homo sapiens im Unterschied zu anderen Gattungen zugeschrieben wird und andererseits auf die Unvergleichlichkeit des Individuums zielt, ist sie zunächst ein abstraktes und wenig gefülltes Konzept. Konkretionen der Menschenwürde, die sich durch Programm, völkerrechtliche Kodifikation und einzelstaatliche Ratifikation der Menschenrechte ergeben, leisten zwar wichtige Beiträge zur genaueren Bestimmung, bleiben aber angesichts der klinischen Problemlagen im Kontext des vierten Lebensalters noch zu basal und zu allgemein. Die Konkretion im Rahmen der medizinethischen Kategorie des ‹Respekts der Autonomie› ist ebenfalls bedeutsam, vermag aber gerade die im Zusammenhang des vierten Lebensalters regelmässig auftretenden Einschränkungen der Entscheidungs- und Handlungsautonomie durch konstante Schmerzerfahrung, Angewiesenheit auf andere oder Demenzerkrankungen nur sehr eingeschränkt zu bearbeiten, zumal gerade in der Frage des alltäglichen Umgangs das Konzept advokatorisch oder stellvertretend ausgeübter Autonomie nicht zu überzeugen vermag. Überdies ist unser abendländischer Würdebegriff mindestens durch zwei Traditionen bestimmt. Neben die Vorstellung einer universal zuzuschreibenden, egalisierenden und unveräusserlichen Menschenwürde tritt die differenzierende Würdekategorie, die auf soziale Anerkennung in Angemessenheit zu normativen Standards der je eigenen Lebenslage abhebt und moralisch mit Vorstellungen über Tugenden, Pflichten und Güter eines etwa biografisch altersgemässen guten Lebens einhergehen kann.

Wenn diese Beobachtung zutrifft, dann stellt sich in Bezug auf den Würdebegriff hinsichtlich des ‹vierten Lebensalters› eine dreifache Aufgabe, die freilich hier nur in knappen Strichen skizziert werden kann.

Erstens nämlich ist zu untersuchen, wie der egalisierende Menschenwürdebegriff, der im Rahmen einer allgemeinverbindlichen Ethik des Richtigen steht, im Kontext des ‹vierten Lebensalters› weiter zu konkretisieren ist, in dem zum Beispiel gerade die klassischen Abwehrrechte des mündigen Individuums, die sich auch in der Konkretion des Respekts der Autonomie zeigen, gewissermassen durch die Kraft der Umstände von Substanzlosigkeit bedroht sind. Eine Bearbeitungsperspektive impliziert zwei Schritte: Einerseits muss die Menschenwürde als zugeschriebenes Prädikat in ihrer Unveräusserlichkeit erläutert werden. Dies lässt sich etwa im Kontext einer Gabetheorie vornehmen, wie sie unter anderem auch im christlichen Zusammenhang vertreten wird.[56] Andererseits muss die Menschenwürde in ihren Konsequenzen für Menschen erläutert werden, denen nur eingeschränkt Mündigkeit zugerechnet werden kann, wobei natürlich anders als im Falle von Kindern zu verfahren ist – es könnte sich ergeben, dass gerade in diesem Zusammenhang auf der Basis der Menschenwürde spezifische Rechte etwa zum Schutz vor Demütigung, Rechte auf Bildung im Sinne der Befähigung zur Teilnahme an sozialen Beziehungen,[57] auf freie Betätigung oder Anerkennung zuzuerkennen sind. Wie dies allerdings genau zu begründen und durchzuführen wäre, bedarf genauerer Erwägung und Spezifikation. Am Beispiel von Demenzerkrankten: Hier wäre etwa zu klären, ob eine solche Achtung in der Reminiszenz der Person, die sie vor ihrer Demenzerkrankung waren und in deren Aussetzen noch sind oder im Kontext derjenigen Personalität, die sie im Rahmen der Demenzerkrankung

---

56 Dies ist keineswegs immer schon der Fall, vgl. zu graduellen Würdevorstellungen im christlichen Kontext etwa Stephan Schaede, Würde – Eine ideengeschichtliche Annäherung aus theologischer Perspektive, in: Bahr / Heinig (Hg.) 2006 (Anm. 19), 7–69 (28–53). Auch Ethiken kantischer Provenienz rechnen mit Kontrafaktizität der Würde, vgl. etwa Jürgen Habermas, Das utopische Gefälle. Das Konzept der Menschenwürde und die realistische Utopie der Menschenrechte, Blätter für deutsche und internationale Politik 8/2010, 43–53.

57 Vgl. Dabrock 2012 (Anm. 4).

entwickeln, zu begründen und zu konkretisieren ist oder ob Begründung und Konkretisierung hier zu trennen wären.[58]

Zweitens aber ist zu prüfen, was in Bezug auf einen differenzierenden Würdebegriff zu einem ‹vierten Lebensalter› gehört, das trotz vielerlei Einschränkungen gut genannt zu werden verdient. Dabei wird deutlich, dass eine solche Prüfung sich im Bereich der Ethik des Guten bewegt, weil an dieser Stelle eine Reihe von Voraussetzungen in Anspruch genommen werden müssen, die nicht ohne weiteres verallgemeinerbar sind, sodass hier Entwürfe aus sehr unterschiedlichen Perspektiven notwendig werden.

Denn die Vorstellungen darüber, was ein ‹gutes Leben› ausmacht, worin ein gutes drittes und viertes Lebensalter besteht und welche Referenzen und Beziehungen darin leitend sein sollten, gehen sehr stark auseinander. Während etwa in der stoischen Tradition Selbstbeherrschung und Gleichmut dominierende Tugenden und gleichzeitig Lebensziele darstellen, deren drohender Verlust die Selbsttötung rechtfertigt,[59] zielt die christliche Tradition in ihrer Betonung des Gottesverhältnisses und der Providenz auch und gerade in Zeiten schwindender Kräfte unter tendenziellem Ausschluss der Selbsttötung stärker auf die Akzeptanz und geduldige Hinnahme auch widriger Lebensverhältnisse, sofern diesen nicht durch menschliches Tun

---

58 Vgl. Rüegger 2009 (Anm. 1), 160–176 – Rüegger verhandelt die Problematik einerseits unter dem Aspekt des Respekts vor Autonomie (wobei er der ‹situativen Autonomie›, also dem aktuell ausgedrückten Willen der demenzkranken Person einen gewissen Vorrang vor der Berücksichtigung von vor Ausbruch der Krankheit getroffenen Entscheidungen einräumt), andererseits unter dem der Fürsorge und scheint zu einer situativen Balancierung beider Prinzipien zu tendieren, zeigt aber die Problematik einer solchen Balance an vielen Beispielen auf. Zur Vermittlung von Autonomieannahmen mit Fürsorgeimperativen dürfte ein theologisches, relationales Würdekonzepts hilfreich sein, das Würde einerseits als Gabe, andererseits als Auftrag versteht, der in Beziehungen gelebt werden kann und muss, deren Glieder nicht notwendig kognitiv und emotional vollständig mündige Personen sein müssen, vgl. hierzu einerseits Dominik A. Becker, Sein in der Begegnung. Menschen mit (Alzheimer-)Demenz als Herausforderung theologischer Anthropologie und Ethik. Überarbeitet und Herausgegeben von Georg Plasger (Ethik im theologischen Diskurs 19), Berlin 2010 sowie andererseits den pflegeethischen Beitrag von Melanie Werren in diesem Band.

59 So etwa das Beispiel Senecas, vgl. Hans Ebeling, Art. Selbstmord, in: Joachim Ritter, Historisches Wörterbuch der Philosophie Bd. 9, Darmstadt 1971–2007, 494–499.

abzuhelfen ist, und betont die Möglichkeiten der Erfahrbarkeit von Freude, Kreativität und menschlicher Bezogenheit auch in solchen Lebenslagen.[60]

Drittens schliesslich bedarf es einer Relationierung von egalisierendem und differenzierendem Würdebegriff, sofern die unbedingten Bestimmungen egalisierender Würde so zu konkretisieren sind, dass sie die Pluralität von differenzierenden Würdevorstellungen fundieren und begrenzen – fundieren, sofern sie die Basis der Entfaltung je eigener Vorstellungen des guten dritten und vierten Lebensalters ermöglichen, begrenzen, indem sie die Differenz zwischen dem markieren, was als Vorstellung des guten Lebens nur freiwillig gewählt werden kann, und dem, was als allgemeingültig gilt und insofern in verpflichtende Regeln eingebettet werden kann. So wird etwa der Versuch der Selbsttötung einerseits in den meisten modernen Staaten aus unterschiedlichen Gründen nicht strafrechtlich verfolgt – andererseits ist darauf zu achten, dass die Selbsttötung nicht schleichend zu einer durch die vermeintliche Entlastung der sozialen Umwelt motivierten Verpflichtung mutiert.[61]

Würde ist nicht nur ein Wort, sondern ein Grundprinzip von axiomatischer Bedeutung, das eine Reihe moralischer Intuitionen ausdrückt, die unsere Vorstellungen vom Richtigen und Guten grundieren. Wenn in Medizin, Pflege und gesellschaftlicher Sicherung dafür Sorge getragen werden soll, dass auch im vierten Lebensalter ein menschenwürdiges Leben und ein lebenswürdiges Alter möglich ist, dann ist eine weitergehende Artikulation, Klärung und Konkretisierung der Würdekategorie unabdingbar.

---

60 Vgl. etwa Hans-Martin Rieger, Altern anerkennen und gestalten. Ein Beitrag zu einer gerontologischen Ethik, Leipzig 2008.

61 Dass eine mangelnde solidarische gesellschaftliche Absicherung der Pflege im Verbund mit moralischer, psychischer, physischer und ökonomischer Überforderung der Angehörigen sehr schnell entsprechende Vorstellungen produziert zeigen Buchtitel und Inhalt von: Martina Rosenberg, Mutter, wann stirbst du endlich? Wenn die Pflege der Eltern zur Zerreissprobe wird, München 2013.

François Höpflinger

Das vierte Lebensalter – gesellschaftliche und individuelle Dimensionen

I. Einleitung – das vierte Lebensalter als das ‹wirkliche Alter›?

Zwei zentrale Prozesse der letzten Jahrzehnte – erhöhte Lebenserwartung einerseits und Strukturwandel des Alters andererseits – haben dazu beigetragen, dass vermehrt zwischen dem dritten Lebensalter bzw. den ‹jungen Alten› und dem vierten Lebensalter bzw. den ‹alten Alten› differenziert wird. Zum einen unterscheidet sich die Lebensgestaltung der neu pensionierten Frauen und Männer wesentlich von der Lebenssituation hochaltriger Menschen. Zum anderen gelten gerontologische Kompetenz- und Ressourcenmodelle – die das Bild der ‹jungen Alten› prägen – nur bedingt für hochaltrige Menschen. Ab wann das hohe Alter bzw. die Hochaltrigkeit beginnt, ist angesichts der ausgeprägten Heterogenität von Alternsprozessen umstritten, aber im Übergang vom höheren zum hohen Alter – vielfach zwischen dem 80. und 85. Lebensjahr – steigen die Risiken gesundheitlicher Einschränkungen und sozialer Verluste (Partnerverlust u.a.) deutlich an. Trotz positiver persönlicher Entwicklungsmöglichkeiten ist das hohe Lebensalter – auch in der Wahrnehmung der Menschen selbst – durch eine vermehrt negative oder zumindest zweideutige Gesamtbilanz gekennzeichnet, vor allem im Kontrast zu den positiven Trends bei den ‹jungen Alten›.[1] Die Lebenssituationen der Hochbetagten markieren «eine biographische und soziale Realität, in der die Grenzen der individuellen wie gesellschaftlichen Plastizität des Alternsprozesses deutlich werden».[2] Wer lange lebt, gelangt früher oder später zwangsläufig an die Grenzen körperlichen Lebens, da

---

1   Vgl. François Höpflinger, Die neue Generation der ‹jungen Alten›. Befindlichkeit und Werthaltungen in mitteleuropäischen Ländern, Psychotherapie im Alter, 8/2011, 155–166; Fred Karl (Hg.), Das Altern der ‹neuen› Alten. Eine Generation im Strukturwandel des Alters, Münster 2012.

2   Andreas Motel-Klingebiel / Jochen Philipp Ziegelmann / Maja Wiest, Hochaltrigkeit in der Gesellschaft des langen Lebens. Theoretische Herausforderung, empirisches Problem und sozial-politische Aufgabe, in: Zeitschrift für Gerontologie + Geriatrie 46/2013:1, 5–9 (5).

sich im hohen Lebensalter die biologischen Abbauprozesse verstärken, und zwar auch bei gesunder Lebensführung.[3] Ein hohes Lebensalter ist nicht zwangsläufig mit Hilfs- und Pflegebedürftigkeit gleichzusetzen, aber zentral für das hohe Lebensalter sind reduzierte Reservekapazitäten und eine erhöhte Vulnerabilität; zwei Prozesse, die teilweise auch mit dem Konzept der Fragilität (frailty) erfasst werden.[4]

Im Unterschied zum Rentenalter stellt Hochaltrigkeit keine rechtlich oder sozialpolitisch definierte Lebensphase dar und sie ist damit noch kein Bestandteil eines gesellschaftlich normierten Lebenslaufs. Soziokulturell ist auffallend, dass im Gegensatz zur positiven Aufwertung des dritten Lebensalters das hohe Alter überwiegend mit negativen Attributen versehen wird. Dadurch konzentrieren sich auch demografische Bedrohungsszenarien immer mehr auf das hohe Lebensalter, etwa wenn von unbezahlbaren Gesundheitskosten im Alter oder Pflegenotstand die Rede ist. «Die symbolische Aufwertung des dritten Alters erfolgt komplementär zur symbolischen Diskreditierung des vierten Alters: Die ‹jungen Alten› werden als aktive selbstverantwortliche Koproduzenten ihrer Lebensbedingungen angerufen, hochaltrige Menschen hingegen vorrangig als zu Pflegende, zu Betreuende und zu Versorgende wahrgenommen und verbleiben damit im Objektstatus.»[5] Hochaltrigkeit wird gesellschaftlich zur negativen Utopie des Alterns und entsprechend wird der Übergang in das hohe Alter immer auch mit Krankheit, Pflegebedürftigkeit und Verlust der selbstbestimmten Lebensführung in Verbindung gesetzt. Deshalb definieren sich selbst alte Menschen nicht als ‹wirklich alt›, solange sie weiterhin in einer privaten Wohnform leben und über persönliche Entwicklungsspielräume verfügen.[6]

Das hohe Lebensalter stellt an Individuen und Gesellschaft besondere Herausforderungen: «Für die Individuen geht es hierbei um soziale und

3   Dietrich Otto Schachtschabel, Humanbiologie des Alterns, in: Andreas Kruse / Mike Martin (Hg.), Enzyklopädie der Gerontologie. Alternsprozesse in multidisziplinärer Sicht, Bern 2004, 167–181.

4   Christina Ding-Greiner / Erich Lang, Alternsprozesse und Krankheitsprozesse – Grundlagen, in: Kruse / Martin (Hg.) 2004 (Anm. 3), 182–206; Christian Lalive d'Epinay et al., Les années fragiles. La vie au-delà de quatre-vingts ans, Quebec 2008.

5   Ludwig Amrhein, Die soziale Konstruktion von ‹Hochaltrigkeit› in einer jungen Altersgesellschaft, in: Zeitschrift für Gerontologie + Geriatrie, 46/2013:1, 10–15 (13).

6   Stephanie Graefe / Silke van Dyk / Stephan Lessenich, Altsein ist später. Alter(n)snormen und Selbstkonzepte in der zweiten Lebenshälfte, in: Zeitschrift für Gerontologie + Geriatrie, 44/2011:5, 299–305 (304).

wirtschaftliche Sicherung, gesellschaftliche Teilhabe, persönliche Weiterentwicklung, Kompensation von Einbussen sowie die Bewältigung von Verlusten. Auf gesellschaftlicher Ebene geht es um ein Mehr an Versorgung und sozialer Verantwortung für die Gestaltung des hohen und sehr hohen Alters.»[7] Mit zunehmender Fragilität sind Menschen stärker auf eine angepasste Umwelt und eine funktionierende intergenerationelle Solidarität angewiesen. Ein gesellschaftliches Spannungsfeld entsteht daraus, dass sich die sozialen Differenzen zwischen dem drittem Lebensalter, in dem vieles machbar ist und machbar gemacht wird, und dem vierten Lebensalter, in dem sich Grenzen des Machbaren zeigen und die Schicksalshaftigkeit körperlicher Alterungsprozesse stärker hervortreten, verstärken. Gesellschaftlich entstehen sozial und kulturell unterschiedlich definierte Altersphasen (drittes und viertes Lebensalter), aber individuell haben Menschen, die lange leben, beide Altersphasen zu bewältigen.

II. Langlebigkeit – soziodemografische Trends

Die Wahrscheinlichkeit, nicht nur lange, sondern sehr lange zu leben, hat sich in den letzten Jahrzehnten deutlich erhöht: Während von den 1900 geborenen Männern nur 22 Prozent das 80. Altersjahr erreichten und nur 5 Prozent den 90. Geburtstag feiern konnten, dürften bei den 1940 geborenen Männern 55 Prozent den 80. Geburtstag und 24 Prozent den 90. Geburtstag erleben. Noch höher sind die entsprechenden Zahlen bei den Frauen: Der Anteil der Frauen, die den 80. Geburtstag feiern können, hat sich von 38 Prozent (Geburtsjahrgang 1900) auf voraussichtlich 71 Prozent (Geburtsjahrgang 1940) erhöht, und der Anteil derjenigen, welche das 90. Altersjahr erleben, von 13 Prozent (für die 1900 Geborenen) auf voraussichtlich 41 Prozent (bei den 1940 Geborenen).[8] Und wer heute 90 Jahre alt wird, lebt im Durchschnitt noch weitere 4,2 Jahre (Männer) bzw. 4,8 Jahre (Frauen). Ein Anstieg der Lebenserwartung zeigt sich seit den 1980er Jahren sogar bei den höchstbetagten Menschen. So stieg die durchschnittliche Lebenserwartung 99-jähriger Frauen von 1986 bis 2010 von 1,5 auf 3,4 Jahre an, und bei den 99-jährigen Männern von 1,9 auf 3,5 Jahre. Das in der Schweiz erreichte Höchstalter – welches zwischen 1880 und 1920 bei 102 Jahren lag – erhöhte

---

7   Motel-Klingebiel et al. 2013 (Anm. 2), 8.

8   Vgl. Jacques Menthonnex, La mortalité par génération en Suisse, Lausanne 2010.

sich auf derzeit 110 Jahre.[9] Die Zahl von hundertjährigen und älteren Menschen ist zwischen 1970 bis 2000 von 61 auf 787 Personen angestiegen, um sich bis 2010 nochmals nahezu zu verdoppeln, auf 1332 Personen.[10] Die Zahl der sehr alten Menschen wird sich weiter rasch erhöhen. Vorstellungen, dass sich eine obere Grenze – im Sinne einer nicht überschreitbaren maximalen Lebensspanne von Menschen – abzeichnet, haben sich immer wieder als falsch erwiesen.

Ein hohes Alter zu erleben wird somit immer häufiger, und aufgrund Prozesse demografischer Alterung (weniger Nachkommen und höhere Lebenserwartung im Alter) gehört die Gruppe der 80-jährigen und älteren Bevölkerung zur am schnellsten anwachsenden Altersgruppe der Schweiz. Aufgrund ihrer höheren Lebenserwartung bilden die Frauen in dieser Altersgruppe klar die demografische Mehrheit. Mit steigendem Alter erhöht sich der Trend zur ‹Feminisierung des Alters›; 84 Prozent der 100-jährigen und älteren Menschen in der Schweiz sind Frauen. Der Anteil der 80-jährigen und älteren Personen an der schweizerischen Wohnbevölkerung dürfte nach dem aktualisierten Trendszenario zwischen 2010 bis 2030 von gut fünf Prozent (4,9 Prozent) auf 7,8 Prozent ansteigen, um 2050 einen Wert von 12,1 Prozent zu erreichen.[11] Intergenerationell ergibt sich daraus eine wesentliche Ausdehnung der gemeinsamen Lebensspanne familialer Generationen.[12] Trotz später Familiengründung in der Schweiz steigt etwa die Zahl von Urgrosseltern rasch an und Vier-Generationen-Familien gewinnen immer mehr an Bedeutung.

Da die Zunahme der Lebenserwartung im Alter häufig unterschätzt wurde, mussten Szenarien zur Entwicklung der Zahl alter Menschen immer wieder nach oben angepasst werden. Ging beispielsweise das Bundesamt für Statistik bei seinem Referenzszenario 2000–2060 davon aus, dass 2030 in der Schweiz gut 67.400 Menschen 90-jährig und älter sein werden, wird beim neuesten Referenzszenario 2010–2060 für 2030 von nahezu 148.000 90-

---

9   Jean-Marie Robine / Fred Paccaud, Nonagenerians and Centenarians in Switzerland, 1860–2001. A Demographic Analysis, in: Journal of Epidemiology & Community Health, 59/2005:1, 31–37.

10 Céline Schmid Botkine, Hundertjährige und Ältere in der Schweiz im Jahr 2010, Demos Newsletter. Informationen zur Demographie 1/2012, 8–10.

11 Bundesamt für Statistik, Szenarien zur Bevölkerungsentwicklung der Schweiz 2010–2060, Neuchâtel 2010.

12 Vgl. Allan Puur et al., Intergenerational family constellations in contemporary Europe: Evidence from the Generations and Gender Survey, in: Demographic Research, 25/2011, 135–172.

jährigen und älteren Menschen ausgegangen.[13] Die veränderten Werte haben enorme Auswirkungen auf die Planung von Pflegeleistungen oder auf die Rentensysteme (da Langlebigkeit die Auszahlungsdauer von Renten erhöht). In jedem Fall werden Langlebigkeit und Hochaltrigkeit in Zukunft noch weitaus bedeutsamer sein als dies schon heute der Fall ist, mit bedeutsamen Auswirkungen auf Rentensysteme, Erbvorgänge, Demenzerkrankungen und Pflegeaufwendungen.

Unter intergenerationellen Gesichtspunkten stehen bei sehr alten Frauen und Männern vor allem zwei Aspekte im Zentrum: a) die Wirkung früherer Generationenprägungen und b) eine Veränderung der Stellung im gesellschaftlichen Generationenzusammenhang:[14]

Je älter Menschen werden, desto weiter greifen ihre persönlichen Erinnerungen in vergangene Gesellschafts- und Kulturepochen zurück und desto grösseren Einblick in vergangene Zeitepochen bieten Gespräche mit sehr alten Menschen. Gleichzeitig werden Leben und Werthaltungen alter Menschen durch vergangene lebensgeschichtliche Rahmenbedingungen mitgeprägt. Manche heute hochaltrigen Menschen haben beispielsweise eine vergleichsweise harte Kindheit und Jugend (in Armut und Not) erfahren, oft wuchsen sie in traditionell bäuerlich-gewerblichen Milieus oder in Arbeiterkreisen auf. Viele hochaltrige Frauen, aber auch manche hochaltrigen Männer, konnten aus wirtschaftlichen Gründen keine weiterführende Ausbildung absolvieren, was später auch die wirtschaftlichen und sozialen Ressourcen im Alter reduziert hat. So sind Hochaltrige wirtschaftlich insgesamt weniger gut abgesichert als spätere Generationen, da sie noch weniger vom Wohlstandsgewinn der Nachkriegsjahrzehnte zu profitieren vermochten. Die Prägung durch heute verschwundene Sprachformeln, Höflichkeitsbräuche oder normativ-religiöse Werthaltungen führt dazu, dass im Kontakt zwischen hochaltrigen Menschen und jüngeren Menschen ausgeprägte Generationendifferenzen zu überwinden sind. Hochaltrige Menschen können dies durchaus positiv erleben, etwa als Erfahrung eines gesellschaftlichen Fortschritts und Zufriedenheit darüber, dass es die jüngere Generation ‹einfacher hat›. Es können aber auch negative Gefühle entstehen, wie Trauer über eine verlorene Jugend oder fehlende eigene Lebenschancen sowie – im Sinne

---

13 Vgl. Bundesamt für Statistik 2010 (Anm. 11).

14 François Höpflinger, Die Hochaltrigen – eine neue Grösse im Gefüge der Intergenerationalität, in: Hilarion G. Petzold / Erika Horn / Lotti Müller (Hg.), Hochaltrigkeit. Herausforderung für persönliche Lebensführung und biopsychosoziale Arbeit, Wiesbaden 2011, 37–53.

eines gewissen intergenerationalen Neides – Vorbehalte gegenüber Jüngeren, die wirtschaftlich besser gestellt sind oder ‹verwöhnt werden›.

Eine zentrale Herausforderung der Arbeit mit sehr alten Menschen besteht deshalb darin, dass jüngere Personen kompetent mit Menschen umgehen, die einen gänzlich anderen soziokulturellen Erlebnishintergrund aufweisen, und im hohen Alter kumulieren und verstärken sich die soziokulturellen Generationendifferenzen in positiver wie negativer Weise. Gleichzeitig bedeutet die erhöhte körperliche, psychische und soziale Fragilität eines hohen Lebensalters, dass die Kompetenzen, sich aktiv auf jüngere Menschen einzustellen, eher abnehmen. Im hohen Lebensalter können Generationendifferenzen oft nicht mehr von den alten Menschen selbst aktiv bewältigt werden, sondern zentral ist eine Anpassung der jüngeren Generation (etwa des Pflegepersonals) an die Lebensgeschichte und Werthaltungen der Vertreterinnen alter Generationen.[15]

III. Zur sozialen und psychischen Lebenssituation im hohen Lebensalter

Wie später ausgeführt wird, ist das hohe Alter eine Lebensphase erhöhter körperlicher Risiken. Nicht vernachlässigt werden darf allerdings, dass auch das hohe Lebensalter einem wesentlichen gesellschaftlichen Wandel unterworfen ist. Die Angaben in Tabelle 1 illustrieren – am Beispiel einiger Indikatoren – die in den letzten drei Jahrzehnten erfolgten Veränderungen in der Lebenslage zu Hause lebender 80-jähriger und älterer Frauen und Männer.

Ein wesentlicher Wandel – der sich in Zukunft noch verstärken wird – ist die Tatsache, dass sich der Bildungshintergrund alter Menschen verbessert hat. Der Anteil alter Frauen und Männer ohne weiterführende berufliche Fachausbildung hat sich zwischen 1979 und 2011 wesentlich reduziert. Auch das hohe Lebensalter wird immer mehr von Frauen und Männern mit hohem Bildungsniveau geprägt; ein Punkt, der dadurch verstärkt wird, dass Menschen mit hohem Bildungsstatus häufiger alt werden als Menschen mit tiefem Bildungsstatus.

---

15 Vgl. Petzold / Horn / Müller 2011 (Anm. 14).

TABELLE 1:
Viertes Lebensalter im Zeitvergleich 1979 und 2011
Bildungshintergrund und psychische Befindlichkeit – am Beispiel von zu Hause lebenden 80-jährigen und älteren Frauen und Männern in ausgewählten Schweizer Regionen

	Zu Hause lebend 80-jährig und älter					
	Männer			Frauen		
Region:	A	A	B	A	A	B
	1979	2011	2011	1979	2011	2011
N:	98	264	393	133	308	452
Durchschnittliches Alter	83,3	86,3	85,8	83,5	87,8	87,1
Bildungshintergrund						
– tief (ohne berufliche Fachausbildung)	55%	25%	23%	75%	30%	25%
– mittel (mit beruflicher Ausbildung)	27%	48%	50%	19%	45%	48%
– hoch (tertiäre Ausbildung)	18%	27%	27%	6%	25%	27%
Psychische Befindlichkeit:						
Anteil mit Antworten: selten/nie						
– sich einsam, isoliert fühlen	72%	90%	92%	80%	87%	87%
– sich müde fühlen	54%	77%	76%	38%	60%	64%
– ängstlich, sorgenvoll sein	80%	87%	89%	75%	85%	85%
– traurig sein	84%	94%	95%	71%	87%	88%

Region A= Genf und Zentralwallis, Region B = Genf, Zentralwallis, Bern, Basel. Quelle: eigene Auswertungen, (für Daten 1979 vgl. GUGRISPA 1983, für Daten 2011: NCR Vivre-Leben-Vivere, SNF-Projekt (CRSII1_129922) unter der Leitung von Michel Oris, Universität Genf und Pasqualina Perrig-Chiello, Universität Bern, sowie weiteren Gesuchstellenden. Jeweils nach Alter, Geschlecht und Region gewichtete Samples

Wird die psychische Befindlichkeit alter Menschen untersucht, ergeben sich sachgemäss Unterschiede je nach Lebensgeschichte, gesundheitlicher und wirtschaftlicher Lage, aber kein klarer Zusammenhang von psychischer Belastung und hohem Lebensalter an sich. Trotz verschlechterter körperlicher Verfassung gelingt es vielen alten Menschen, sich eine hohe Lebenszufriedenheit zu erhalten.

Im Zeitvergleich 1979–2011 wird eine Verbesserung der psychischen Befindlichkeit zumindest der zu Hause lebenden 80-jährigen und älteren Männer und Frauen sichtbar: Der Anteil alter Menschen, die sich selten oder nie als einsam, müde, ängstlich und traurig einstufen, hat sich erhöht (vgl. Tabelle 1). Insbesondere Müdigkeit des hohen Lebensalters wird deutlich seltener angeführt. Das tendenziell verbesserte psychische Befinden sehr alter Menschen in den letzten Jahrzehnten steht sicherlich mit einer besseren wirtschaftlichen Absicherung des Rentenalters, aber auch mit einem selbstbewussteren Umgang mit dem eigenen Leben in Verbindung. Signifikante Einflussfaktoren für Lebenszufriedenheit im hohen Alter sind Zufriedenheit mit der erhaltenen Unterstützung und die wahrgenommene Stärke der sozialen Netzwerke, und «auch für die Gruppe der Hochaltrigen gilt, dass Personen mit einem stärkeren sozialen Netzwerk eine signifikant höhere allgemeine Lebenszufriedenheit aufweisen».[16] Negativ auf die Lebenszufriedenheit im hohen Lebensalter wirken alltägliche Schmerzen (was die Bedeutung einer palliativen Pflege verdeutlicht). Lebenszufriedenheit und Wohlbefinden im hohen Alter sind zusätzlich eng mit dem Wohlbefinden mit der erlebten Vergangenheit bzw. Lebensgeschichte verknüpft, was die Relevanz biografischer Ansätze unterstreicht. Wer mit seinem bisherigen Leben zufrieden ist, kann die Herausforderungen und Krisen des hohen Lebensalters und die Endlichkeit des Lebens eher akzeptieren, als wenn noch unverarbeitete biografische Verletzungen vorliegen. Vor dem Tod reduziert sich häufig die funktionale Gesundheit alter Menschen weiter, aber die Entwicklung der positiven Lebensbewertung ist – mit Ausnahmen – oft erstaunlich stabil. Einige hochaltrige Menschen zeigen als «Nestoren» ihrer Generation ein hohes psychisches Wohlbefinden, das vom gesundheitlichen Befinden gänzlich losgelöst ist.[17]

Da heute hochaltrige Menschen weniger von den Wohlstandsgewinnen und Rentenverbesserungen zu profitieren vermochten als nachkommende Generationen, liegt das Armutsrisiko bei alten Menschen weiterhin höher als bei den ‹jungen Altersrentnern›, teilweise verstärkt dadurch, dass Langlebigkeit zum Vermögensverzehr und damit zu einer relativen Verarmung beitragen kann. So bezogen 2010 18,7 Prozent der 80-jährigen und älteren Menschen in der Schweiz Ergänzungsleistungen zur AHV, im Vergleich zu 9,4 Prozent der 65–79-jährigen. Statistisch kann das Armutsrisiko hochaltri-

16 Jonathan Bennett / Matthias Riedel, Was beeinflusst die Lebenszufriedenheit im hohen Alter? Repräsentative Studie zur ambulanten Altenpflege und -betreuung in der Deutschschweiz, in: Zeitschrift für Gerontologie + Geriatrie, 46/2013:1, 21–26 (25).
17 Pasqualina Perrig-Chiello, Wohlbefinden im Alter. Körperliche, psychische und soziale Determinanten und Ressourcen, Weinheim 1997.

ger Menschen allerdings durch einen gegenläufigen Faktor reduziert werden, nämlich durch die Tatsache, dass Einkommen, sozialer Status und Lebenserwartung positiv verknüpft sind, wodurch ärmere Personen oft kein hohes Alter erreichen. In jedem Fall sind Ungleichheiten der Lebenschancen und der wirtschaftlichen Ressourcen auch bei hochaltrigen Menschen ausgeprägt. Selbst die letzte Lebenszeit alter Menschen wird sozioökonomisch mitgeprägt. «End-of-life»-Interviews lassen erkennen, dass besser ausgebildete alte Menschen ihr letztes Lebensjahr mit weniger Einschränkungen verbringen als weniger gut ausgebildete Personen, die gleichzeitig früher versterben.[18] Wirtschaftliche und soziale Ungleichheiten der Lebenslagen und Lebenschancen bestimmen auch das hohe Lebensalter bis in den Tod hinein (wobei bei alten Frauen und Männern sowohl frühere als auch aktuelle soziale Ungleichheiten bedeutsam sind).

Sozial ist das hohe Lebensalter durch vielfältige Veränderungen und häufig durch kritische Lebensereignisse gekennzeichnet, beispielsweise weil Menschen im hohen Alter damit konfrontiert werden, dass gleichaltrige Freunde sterben oder langjährige Partnerbeziehungen durch den Tod beendet werden.

Eine Längsschnittstudie von ursprünglich 80–84-jährigen Menschen in Genf und dem Zentralwallis verdeutlicht, wie häufig im hohen Alter kritische Lebensereignisse eintreten: Gut 25 Prozent der 80–84-jährigen starb innerhalb von fünf Jahren (wobei sich der Anteil hochaltriger Menschen, die nur noch auf den Tod warten, im Zeitverlauf nicht erhöhte). Fast 50 Prozent der überlebenden Personen erfuhr den Tod eines Partners oder einer Partnerin, und gut 60 Prozent mussten in diesen fünf Jahren einen Spitalaufenthalt in Kauf nehmen.[19] Auch die Tatsache, dass Nachbarschaft und unmittelbare Wohnumgebung immer stärker durch wesentlich jüngere Menschen geprägt und dominiert werden, kann im hohen Lebensalter als sozialer Verlust erlebt werden. Umgekehrt können sich für alte Menschen positive Erlebnisse dadurch ergeben, dass die eigenen, erwachsenen Kinder beruflich und familial erfolgreich sind. Enkelkinder und eventuell später sogar Urenkelkinder erlauben im Alter eine Anknüpfung an frühere Lebens- und Familienphasen, und da es sich bei den gegenwärtigen alten Personen noch um ehe- und

---

18 Karen Andersen-Ranberg et al., What has happened to the oldest old Share participants after two years? in: Axel Börsch-Supan et al. (Hg.), First Results from the Survey of Health, Ageing and Retirement in Europe (2004–2007), Mannheim 2008, 66–73.

19 Vgl. Lalive d'Epinay et al. 2008 (Anm. 4).

familienfreundliche Jahrgänge handelt, kann die grosse Mehrheit der heute alten Frauen und Männer auf Nachkommen zählen.

Das hohe Lebensalter ist – aufgrund geschlechtsspezifischer Unterschiede der Lebenserwartung, aber auch aufgrund geschlechtsspezifischer Differenzen im Eheverhalten – eine Lebensphase, in der sich Lebensformen von Frauen und Männern auseinanderentwickeln. Da Frauen länger leben und häufig einen Partner aufweisen, der älter ist als sie selbst, sind Frauen sehr viel häufiger von Verwitwung betroffen als gleichaltrige Männer, wie die Angaben in Tabelle 2 verdeutlichen: Bis zum Alter von 70–74 Jahren liegt das jährliche Verwitwungsrisiko bei Ehemännern unter 1 Prozent. Danach steigt es rasch an und über 8 Prozent der 90-jährigen und älteren Ehemänner erfahren innerhalb eines Jahres den Tod ihrer Ehegattin. Ehefrauen weisen ein mehr als dreifach höheres Risiko einer Verwitwung auf als Ehemänner (mit Ausnahme der Gruppe der sehr alten Ehepaare (90+), in der sich das Verwitwungsrisiko wieder angleicht). Schon bei Ehefrauen im Alter 60–64 liegt das jährliche Risiko, den Ehepartner zu verlieren, bei 1 Prozent. Danach steigt das Verwitwungsrisiko rasch an, auf 5 Prozent im Alter 75–79 und 16 Prozent im Alter 85–89.

TABELLE 2:
Verwitwungsrisiko im Alter für verheiratete Männer und Frauen: Schweiz 2010
Jährliches Verwitwungsrisiko pro 1000 verheiratete Männer und Frauen

Alter:	Männer	Frauen	Verhältnis Frauen/Männer
60–64	2,9	10,0	3,4
65–69	4,8	17,4	3,6
70–74	7,7	29,2	3,8
75–79	13,9	50,9	3,7
80–84	23,7	84,9	3,6
85–89	42,	164,7	3,9
90+	84.8	144,7	1,7

Quelle: eigene Berechnungen (auf der Grundlage von Bevölkerungsstatistiken)

Partnerverlust durch Tod bedeutet häufig das Ende einer langjährigen Partnerbeziehung, mit allen persönlichen und familialen Konsequenzen, welche das Ende einer engen und intimen Lebens- und Haushaltsgemeinschaft für den überlebenden Partner beinhaltet. Entsprechend gilt Verwitwung als bedeutsames kritisches Lebensereignis mit negativen psychischen und sozialen Folgen. Vor allem die erste Zeit nach einer Verwitwung ist durch eine erhöhte Anfälligkeit für körperliche und psychische Erkrankungen gekennzeichnet.[20] Die Bewältigung einer Verwitwung hängt längerfristig sowohl von den Umständen des Partnerverlustes als auch von den sozialen und psychischen Ressourcen des überlebenden Partners oder der überlebenden Partnerin ab. «Einer der häufigsten Befunde der Trauerforschung ist, dass Personen, die zuvor an psychischen Störungen litten (z.B. klinische Depression oder Angststörungen), mit hoher Wahrscheinlichkeit auch im Umgang mit einem Verlust Schwierigkeiten erleben. Folglich gelten vorangegangene psychische Probleme als erheblicher Risikofaktor. Dasselbe gilt für Verluste, die unter gewaltsamen und unerwarteten Bedingungen stattfinden.»[21] Die Variabilität der Reaktionen auf einen Partnerverlust ist allerdings ausgeprägt und die Auswirkungen eines Partnerverlustes können von Depressivität, Verzweiflung und Suizidalität bis hin zu persönlichem Wachstum und erfolgreicher Adaptation an eine neue Lebenssituation reichen.[22]

Partnerverlust und funktionale Einschränkungen tragen dazu bei, dass sich im hohen Lebensalter eine verstärkte Polarisierung der Lebens- und Haushaltsformen abzeichnet:

Einerseits nimmt im hohen Lebensalter der Anteil der Personen in Kleinsthaushaltungen zu, namentlich alte Frauen wohnen sehr häufig in einem Einpersonenhaushalt, oft aufgrund einer Verwitwung, und im Jahr 2010 lebten 54 Prozent aller 80-jährigen und älteren Frauen in einem Ein-Personen-Haushalt, im Vergleich zu 28 Prozent der 80-jährigen und älteren

---

20 Barbara Schaan, Verwitwung, Geschlecht und Depression im höheren Lebensalter, in: Axel Börsch-Supan et al. (Hg.), 50plus in Deutschland und Europa: Ergebnisse des Survey of Health, Ageing and Retirement in Europe, Wiesbaden 2009, 115–131.

21 Kathrin Boerner, Umgang mit Verwitwung, in: Hans-Werner Wahl et al. (Hg.), Angewandte Gerontologie. Interventionen für ein gutes Altern in 100 Schlüsselbegriffen, Stuttgart 2012, 230–235 (233).

22 Zohar Itzhar-Naborro / Moria J. Smoski, A Review of Theoretical and Empirical Perspectives on Marital Satisfaction and Bereavement Outcomes: Implications for Working with Older Adults. in: Clinical Gerontologist: The Journal of Aging and Mental Health, 35/2012:3, 257–269.

Männer. Auf der anderen Seite leben in der Schweiz nur wenige alte Frauen und Männer mit erwachsenen Kindern im gleichen Haushalt.[23] Entsprechend dominieren bei den zu Hause lebenden hochaltrigen Menschen eindeutig Klein- und Kleinsthaushalte.

Andererseits steigt im hohen Lebensalter die Wahrscheinlichkeit, in einer institutionellen Haushaltsform – einer Alters- und Pflegeeinrichtung – zu leben, zumeist aufgrund altersbedingter Pflegebedürftigkeit, und 2009 lebten gut 39 Prozent aller 90-jährigen und älteren Menschen in einer soziomedizinischen Einrichtung.

Das hohe Alter bewegt sich damit haushaltsbezogen im Spannungsfeld entweder hoch individualisierter Lebensformen (allein oder zu zweit) oder kollektiv organisierter Lebensformen (Alters- und Pflegeheim). Allerdings tragen neuere Bestrebungen in Richtung von pflegerisch-betreuten Wohnformen und ein Ausbau der ambulanten Pflegeleistungen (Spitex) dazu bei, dass sich für Menschen im hohen Alter mehr Möglichkeiten eröffnen, individuelle Selbständigkeit und kollektive Sicherheit und Pflege zu kombinieren.[24]

IV. Hilfs- und Pflegebedürftigkeit im hohen Lebensalter

Das hohe Lebensalter ist zwar nicht mit Hilfe- und Pflegebedürftigkeit gleichzusetzen, aber es bleibt die Tatsache, dass mit steigendem Alter das Risiko ansteigt, hilfe- und pflegebedürftig zu werden. Auch Multimorbidität – das Zusammenwirken verschiedener Krankheiten – ist im hohen Lebensalter häufig. Dies führt dazu, dass hochaltrige Menschen in besonderem Masse auf eine ausgebaute Gesundheitsversorgung – auch im Rahmen von Spitex-Angeboten – und auf eine sozial unterstützende Wohnumgebung anwiesen sind. Sensorische Einschränkungen – wie Hör- und Seheinschränkungen – können soziale Beziehungen erschweren oder verunmöglichen. Selbst bei an und für sich guter funktionaler Gesundheit können alte Menschen auf externe Hilfe angewiesen sein, etwa weil Einkaufsläden zu weit entfernt sind oder weil einige Hausarbeiten die verbliebenen körperlichen Kräfte übersteigen. So sind in der Schweiz mehr zwei Fünftel der über 84-

---

23 François Höpflinger, Familiale Generationenbeziehungen in der Schweiz – Entwicklungen und Trends, in: Pasqualina Perrig-Chiello / Martina Dubach (Hg.), Brüchiger Generationenkitt? Generationenbeziehungen im Umbau, Zürich 2012, 129–137.

24 François Höpflinger, Einblicke und Ausblicke zum Wohnen im Alter. Age Report 2009, Zürich 2009.

jährigen zu Hause lebenden Personen bei schweren Hausarbeiten auf Hilfe angewiesen. In vielen Fällen zwingt das hohe Alter Menschen dazu, Einschränkungen ihrer Selbständigkeit zu akzeptieren und positiv damit umzugehen, auf externe Hilfe angewiesen zu sein. Bei erhöhtem Hilfsbedarf schliesst Generativität des hohen Alters nach Ansicht von Margret M. Baltes[25] deshalb auch ein, intergenerationelle Rollenumkehrungen positiv zu bewältigen, und etwa Hilfe von seinen Töchtern und Söhnen oder jüngeren Fachleuten anzunehmen (und sich nicht ständig zu beklagen). Negative Formen der Generativität in dieser Lebensphase sind intergenerationelle Ressentiments gegenüber Hilfeleistenden sowie ein durchgehendes Desinteresse gegenüber den Interessen jüngerer Generationen.

Wie die Angaben in Tabelle 3 verdeutlichen, wird Pflegebedürftigkeit – im Sinne der Unfähigkeit, grundlegende Aktivitäten des täglichen Lebens selbst zu verrichten – im hohen Alter häufiger. Während bis zur Altersgruppe 75–79 deutlich weniger als zehn Prozent pflegebedürftig sind, sind dies schon mehr als 13 Prozent der 80-84-Jährigen und gut 34 Prozent der 85-jährigen und älteren Bevölkerung der Schweiz. Die höheren Pflegequoten in Deutschland können Generationeneffekte (Kriegsgenerationen) widerspiegeln, aber auch Wohlstandsunterschiede der älteren Bevölkerung, und tatsächlich liegt die subjektive Lebens- und Gesundheitseinschätzung der älteren Bevölkerung in der Schweiz über dem Niveau Deutschlands.

Bei hohem Alter von 90 Jahren und älter ist in beiden Ländern mit einer Pflegebedürftigkeitsquote von über fünfzig Prozent zu rechnen, und Studien bei Hundertjährigen illustrieren, dass nur noch weniger als zehn Prozent zu einer selbständigen Lebensführung in der Lage sind. Vor dem Tod reduziert sich häufig die funktionale Gesundheit weiter, aber die Entwicklung der positiven Lebensbewertung ist – mit Ausnahmen – oft erstaunlich stabil.[26]

Obwohl Pflegebedürftigkeit in der Schweiz dank Ausdehnung der behinderungsfreien Lebenserwartung heute später eintritt, bleibt Pflegebedürftigkeit ein Schicksal, das im hohen Alter häufig auftritt, mit allen damit verbundenen sozialen Folgen, wie etwa der Notwendigkeit eines Wechsels in eine Alters- und Pflegeeinrichtung oder dem Umgang mit Selbständigkeitsverlust gegen Lebensende.

---

25 Margret M. Baltes, Produktives Leben im Alter: Die vielen Gesichter des Alters, in: dies. / Leo Montada (Hg.), Produktives Leben im Alter, Frankfurt/M. 1996, 393–408.

26 Vgl. Andersen-Ranberg et al. 2008 (Anm. 18); Christoph Rott, Kognitive Repräsentation, Coping-Verhalten und soziale Integration von Hundertjährigen, in: Zeitschrift für Gerontologie und Geriatrie, 32/1999, 246–254.

TABELLE 3:
Häufigkeit von Pflegebedürftigkeit und demenzieller Erkrankungen im Alter

Altersgruppe:	70–74	75–79	80–84	85–89	90+
Altersbezogen pflegebedürftig:					
Deutschland (2009)	5%	10%	20%	38%	59%
Schweiz (2008)	4%	6%	13%	26%	55%
Demenzielle Erkrankungen:					
Europäische Länder (2009)	4%	7%	16%	26%	43%

Quelle: Demenzielle Erkrankungen. EuroCoDe 2009, Pflegebedürftigkeit Schweiz: Höpflinger, Bayer-Oglesby, Zumbrunn 2011, Pflegebedürftigkeit Deutschland: Pflegestatistik 2009

Was gesellschaftlich und individuell die stärksten Ängste auslöst, sind heute weniger körperliche als kognitive Einschränkungen des hohen Lebensalters. Demenzielle Erkrankungen gehören zu den Schreckbildern des Alters. Demenzielle Erkrankungen bewegen Gesellschaft und Individuen auch deshalb so stark, weil unsere Gesellschaft die erste Gesellschaft der Menschheitsgeschichte ist, die mit einer rasch ansteigenden Zahl von demenzerkrankten alten Menschen konfrontiert ist. Obwohl auch früh demenzielle Erkrankungen auftreten, sind Demenzerkrankungen primär eine Krankheit des hohen Lebensalters, und die Häufigkeit demenzieller Erkrankungen steigt mit dem Lebensalter nahezu exponentiell an: Während erst 7 Prozent der 75–79-jährigen an einer Demenzerkrankung leiden, sind dies schon fast 16 Prozent der 80–84-jährigen und gut 26 Prozent der 85–89-Jährigen. Bei den 90-jährigen und älteren Menschen liegt die Häufigkeit einer Demenz – in ihren unterschiedlichen Formen – schon bei 43 Prozent. Die Herausforderung einer steigenden Zahl alter demenzerkrankter Menschen – und ihre Zahl steigt primär an, weil mehr Menschen sehr alt werden – liegt gesellschaftlich auch darin, dass kognitive Einbussen durch Demenz quer zu üblichen Leistungsnormen und Modellen eines aktiven Alters innerhalb einer individualisierten Gesellschaft stehen. Für betroffene Angehörige beinhaltet die Demenzerkrankung eines Elternteils, eines Partners, einer Partnerin oder einer Freundin die schmerzhafte Verlusterfahrung eines langsamen Verabschiedens sowie häufig auch eine intensive Pflegearbeit, die gesellschaftlich wenig Anerkennung findet.[27]

---

27 Dieter Karrer, Der Umgang mit dementen Angehörigen. Über den Einfluss so-

Ein gesellschaftliches Zukunftsproblem besteht darin, dass es zwar immer besser möglich ist, körperliche Einschränkungen des hohen Lebensalters zu verhindern oder zu kompensieren, dass jedoch die primäre Prävention der allermeisten demenziellen Erkrankungen in den nächsten zwei bis drei Jahrzehnten auf enge Grenzen stösst. Dies führt dazu, dass die Zahl der ‹körperlich rüstigen› demenzerkrankten alten Menschen stark ansteigen dürfte, was für die Pflege besondere Herausforderungen einschliesst. Gleichzeitig ergibt sich immer öfters eine ethisch und individuell schwierig zu bewältigende Zwischenphase zwischen einer Demenzdiagnose – die immer früher möglich wird – und deutlichen alltagsrelevanten kognitiven Einbussen (die dank der heute besseren Bildung alter Menschen später eintreten). Demenzgerechte Wohn- und Betreuungsprojekte werden deshalb umso wichtiger, ebenso wie auch die Anerkennung von demenzerkrankten Menschen als Mitmenschen, die zwar nicht mehr auf der kognitiven Ebene, aber häufig – wenn auch nicht immer – auf einer emotionalen Ebene begleitet werden können. Der Umgang mit alten Menschen, die quer zu einer kognitiv orientierten Leistungsgesellschaft stehen, ist letztlich ein ‹Lackmus›-Test für die zivilisatorische Qualität einer Gesellschaft.

V. Zukunftsperspektiven – Hochaltrigkeit als gesellschaftlicher Kostenfaktor?

Im hohen Lebensalter steigt das Risiko einer Fragilisierung und funktional-kognitiv bedingter Pflegebedürftigkeit deutlich an. Damit werden im hohen Alter mehr Frauen und Männer von einer hindernisfreien Wohnumwelt und ausgebauten sozialen Kontakt-, Hilfe- und Pflegestrukturen abhängig. Dies wird in einer Gesellschaft, die individuelle Selbständigkeit hoch – und möglicherweise zu hoch – gewichtet, negativ gewertet. Während das dritte Lebensalter dank steigender Zahl aktiver und gesunder Altersrentner und Altersrentnerinnen eine positive gesellschaftliche Aufwertung erfuhr, konzentrieren sich die traditionellen negativen Bilder zum Alter immer stärker auf das hohe Lebensalter, in dem sich aufgrund altersbezogener Einschränkungen tatsächlich deutliche Begrenzungen individueller Gestaltungsspielräume ergeben. Die wahrgenommenen Risiken eines hohen Lebensalters

zialer Unterschiede, Wiesbaden 2009; Pasqualina Perrig-Chiello / François Höpflinger (Hg.), Pflegende Angehörige älterer Menschen. Probleme, Bedürfnisse, Ressourcen und Zusammenarbeit mit der ambulanten Pflege, Bern 2012.

(wie Demenz) sind ein Grund für neue Diskussionen zu aktiver Sterbehilfe, aber auch für Modelle einer finanziellen Langlebigkeitsabsicherung.

Aufgrund der demografischen Alterung ist mit einer steigenden Zahl an pflegebedürftigen alten Menschen zu rechnen; eine Entwicklung, die als Belastung für den sozialpolitischen Generationenvertrag betrachtet wird; sei es, weil damit mehr jüngere Menschen mit Pflegeaufgaben zugunsten alter Menschen konfrontiert werden; sei es, weil damit die Gesundheitskosten ansteigen. Demografisch gesehen wird dies sichtbar in einer Erhöhung der sogenannten intergenerationellen Unterstützungsraten, welche das zahlenmässige Verhältnis der über 80-jährigen Menschen zur nachkommenden Generation der 50–64-jährigen messen.[28] Eine zusätzliche Konsequenz des Geburtenrückgangs der letzten Jahrzehnte ist die Tatsache, dass sich familiale Pflegeerwartungen alter Eltern häufiger als früher auf nur eine Tochter – zunehmend aber auch auf den einzigen Sohn – konzentrieren. Gesellschaftlich gesehen erhöht sich der Druck, öffentliche Gesundheits- und Pflegekosten im Alter neu zu organisieren und zu verteilen. Vor allem das Altern geburtenstarker Jahrgänge (Babyboom-Generationen) wird in den nächsten Jahrzehnten zu erhöhten Gesundheits- und Pflegeaufwendungen beitragen.[29] Die Ausgaben für die Langzeitpflege – im Jahr 2009 auf gut 1.5 Prozent des Bruttoinlandprodukts geschätzt – dürften gemäss neuestem Referenzszenario bis 2060 auf 4,3 Prozent des Bruttoinlandprodukts ansteigen, was fast eine Verdreifachung im Bereich Langzeitpflege einschliessen würde.[30] Ein zentraler Einflussfaktor ist allerdings auch die Dauer der behinderungsfreien Lebenserwartung im hohen Lebensalter. Wenn Menschen später pflegebedürftig werden, erhöht sich der Pflegebedarf langsamer, und Modellrechnungen verdeutlichen, dass selbst eine moderate Reduktion der Pflegebedürftigkeit – etwa aufgrund geriatrisch präventiver Programme oder vermehrter Erfolge in der Rehabilitation – den demografischen Effekt wesentlich abzuschwächen vermag. Eine gezielte Strategie der Gesundheitsförderung

---

28 François Höpflinger, Pflege und das Generationenproblem – Pflegesituationen und intergenerationelle Zusammenhänge, in: Klaus R. Schroeter / Thomas Rosenthal (Hg.), Soziologie der Pflege. Grundlagen, Wissensbestände und Perspektiven, Weinheim 2005, 157–175.

29 Vgl. Carsten Colombier, Demografische Alterung und Gesundheitswesen – Mehrbelastungen primär in der Langzeitpflege, in: Die Volkswirtschaft 10/2008, 63–66; France Weaver et al., Les coûts des soins de longue durée d'ici à 2030 en Suisse, Document de travail 34, Neuchâtel 2008.

30 Carsten Colombier, Ausgabenprojektionen für das Gesundheitswesen bis 2060, Working Paper der Eidg. Finanzverwaltung Nr. 19, Bern 2012, 75.

im höheren Lebensalter kann die intergenerationelle Belastung einer ansteigenden Hochaltrigkeit in bedeutsamer Weise entschärfen.[31]

31 Nicholas Eberstadt / Hans Groth, Die Demografiefalle. Gesundheit als Ausweg für
    Deutschland und Europa, Stuttgart 2008.

II. Das Konzept der Würde im vierten Lebensalter in unterschiedlichen Perspektiven

Frank Mathwig

‹Das ist mein Leib›
Zum Verhältnis von Würde und Leiblichkeit

> «Mein Körper hat aber auch eine
> Geschichte, für die ich kein Ge-
> dächtnis haben kann».
>
> Judith Butler[1]

I. Einleitung

Unbestritten ist die Erfolgsgeschichte der Menschenwürde mit ihrem «radikalen Neueinsatz»[2] unter dem unmittelbaren Eindruck der menschenverach-
tenden Gewaltexzesse des Zweiten Weltkriegs. Seine zweite – durchaus
umstrittene – Konjunktur erlebt der Würdebegriff – nicht ausschliesslich,
aber auch – in gegenwärtigen bio- und medizinethischen Diskursen. Insofern verwundert es kaum, dass mit dem Aufkommen des Themas ‹Alter› in
Politik, Öffentlichkeit und *Life Sciences* Forderungen nach einem ‹Alter(n) in
Würde›, ‹würdevollen Alter(n)› oder einer ‹Würde im Alter› erhoben werden. Die intuitiven Formeln vermitteln weitreichende Ansprüche: Sie sollen
die Ernsthaftigkeit der Anliegen von Interessenvertretungen für alte Menschen dokumentieren, in Leitbildern die Kultur und das Ethos von Pflegeeinrichtungen charakterisieren oder die Dignität politischer Massnahmen
und Angebote für ältere und alte Bürgerinnen und Bürger zum Ausdruck
bringen. Die allen gemeinsame Botschaft solcher Bezugnahmen auf den
Begriff Würde lautet – in Abwandlung einer Bemerkung von Robert Spaemann: ‹Auf die Alten kommt es an.›[3]

1   Judith Butler, Kritik der ethischen Gewalt, Frankfurt/M. 2003, 52.
2   Christoph Menke, Menschenwürde, in: Arnold Pollmann / Georg Lohmann, Men-
     schenrechte. Ein interdisziplinäres Handbuch, Stuttgart, Weimar 2012, 144–150
     (144).
3   Vgl. Robert Spaemann, Menschenwürde und menschliche Natur, in: ders., Schritte
     über uns hinaus. Gesammelte Reden und Aufsätze II, Stuttgart 2011, 93–101 (101).
     Das Zitat lautet: «Auf jeden kommt es an.»

Die Appelle an die Würde des Alters, Alterns oder der Alten sind offenbar so selbstverständlich, dass sie keiner weiteren Erklärung und Begründung bedürfen. Gemäss der, aus der allgemeinen Organisationstheorie stammenden Unterscheidung zwischen «*attention rules*» und «*decision rules*» handelt es sich bei den genannten Formulierungen eher um Aufmerksamkeitsregeln, die «die Konstruktion politischer Themen» steuern, als um Entscheidungsregeln, die «die Meinungsbildung, unter anderem in den entscheidungsbefugten Instanzen» regulieren.[4] Was aus ethischer Sicht ernüchternd klingt, weil der Würdebegriff nicht als Bezugspunkt oder Beurteilungskriterium für Entscheidungen und Handlungen fungiert, macht aus systemtheoretischer Sicht durchaus Sinn. Denn in überkomplexen Kommunikationssituationen haben nur Themen, die mit Aufmerksamkeit bedacht werden, eine Chance, entscheidungsrelevant zu werden. Themen dienen mit anderen Worten «vor allem dem Einfangen von Aufmerksamkeit» und zeigen auf, «für was man im politischen Kommunikationsprozess Resonanz voraussetzen kann und Antwortbereitschaft beanspruchen darf».[5] Darin besteht ihre «integrierende Kraft» (Luhmann) im politischen System. Nicht über alle Themen, die Aufmerksamkeit erhalten, wird später auch entschieden, aber kein Thema wird auf der Ebene der Politik entscheidungsrelevant, das sich nicht im Fokus öffentlicher Aufmerksamkeit befindet.

Im Folgenden möchte ich diese Aufmerksamkeit für die Würde im Alter bzw. des Alterns bzw. von alten Menschen ein Stück weit teilen. Mich interessiert nicht eine fixe Würdedefinition, sondern die Frage, welche Rolle der Würde im Kontext der ethischen Reflexion über das Alter zukommt. Als vorläufiges Ziel visiere ich lediglich eine Problemanzeige und eine Arbeitsanleitung für einen Würdebegriff des vierten Lebensalters an.

II. Abgrenzungen

1. Zum würdigen Alter

Ein flüchtiger Blick auf die aktuellen Diskussionen über das Alter, Altern und die Alten zeigt bereits eine Eigenart. Offenbar kann der Begriff Würde sowohl auf die alten Menschen, das hohe Lebensalter als auch auf den weit fortgeschrittenen Prozess des Alterns bezogen werden. Die Unterscheidun-

---

4   Niklas Luhmann, Öffentliche Meinung, in: ders., Politische Planung. Aufsätze zur Soziologie von Politik und Verwaltung, Opladen 1971, 9–34 (15f.).

5   Luhmann 1971 (Anm. 4), 16.

gen zwischen der *Person*, der Lebens*phase* und dem Lebens*prozess* scheinen entweder nicht immer möglich oder auch nicht in jedem Fall nötig, wie die verbreitete Syntax von ‹Alter› – Klammer auf – ‹n› – Klammer zu – nahelegt. Die Pointe dieser Beobachtung besteht in dem – gegenüber den bekannten bioethischen Würdediskursen zum Lebensanfang – dezidiert anderen Referenzpunkt. Geht es etwa in den Diskussionen um die Stammzellenforschung oder Präimplantationsdiagnostik darum, ob und wenn ja, in welcher Weise und mit welcher Begründung eine Zellansammlung als würdebegabtes menschliches Wesen gelten kann, so scheint am anderen Ende des Lebens die Würdeauszeichnung allein mit der Attribuierung einer Person als *altem* Menschen gegeben. Ihr geht grundsätzlich keine Diskussion über den Personenstatus des Würdeträgers voraus, sondern die Würdezuschreibung erfolgt einzig und allein mit dem Hinweis auf die erreichte Lebensphase. Es ist das Lebensalter *selbst*, das die Würde stiftet.

Damit wäre zugleich gesagt, dass mit der Rede von der Würde des Alter(n)s etwas anderes gemeint sein muss, als jene Würde, die grundsätzlich allen Menschen *als Menschen* zukommt. Tatsächlich gehen in dem Topos der Würde im Alter der moderne Menschenwürdebegriff und die lateinische *dignitas* (griechisch: *axioma*) eine eigentümliche Koalition ein: die universale, allen Menschen *qua Menschsein* zukommende Würde und die *dignitas et excellentia* als Auszeichnung der Ehr-Würdigkeit im doppelten Wortsinn: als *Ehre*, die einer Person gemäss der ihr zugewiesenen ‹Rolle› in der Gemeinschaft (*persona*) zukommt und als *Würde*, die der Sonderstellung des Menschen in der natürlichen Ordnung entspricht und der eine tugendhafte Lebensführung korrespondiert.[6] Das Verhältnis zwischen den nichtkontingenten Eigenschaften der intrinsischen Würde und den sozialen und moralisch bestimmten kontingenten Eigenschaften der erworbenen bzw. zugesprochenen Ehr-Würdigkeit verweist allerdings bei genauem Hinsehen auf einen Konflikt: Es scheint, der Rückgriff auf traditionelle Vorstellungen von der Würdigkeit des Alters und die Forderung nach Ehrfurcht oder Respekt vor dem Alter würden sozusagen kompensatorisch gegen die, durch das

---

6   Vgl. dazu Christoph Menke / Arnd Pollmann, Philosophie der Menschenrechte zur Einführung, Hamburg 2007; Viktor Pöschel / Panajotis Kondylis, Würde, in: Otto Brunner / Werner Conze / Reinhardt Koselleck (Hg.), Geschichtliche Grundbegriffe, Bd. 7, Stuttgart 1992, 637–677; Stephan Schaede, Würde – Eine ideengeschichtliche Annäherung aus theologischer Perspektive, in: Petra Bahr / Hans Michael Heinig (Hg.), Menschenwürde in der säkularen Verfassungsordnung. Rechtswissenschaftliche und theologische Perspektiven, Tübingen 2006, 7–69.

moderne Würdeverständnis selbst provozierten Nivellierungs- und Egalisierungstendenzen gerichtet.[7] Mit der Egalisierung der Würde durch die prinzipielle Ausdehnung auf alle Glieder der Menschheitsfamilie, büsst das Alter *selbst* seine überkommene normative Valenz ein. Die Würde im Alter lässt sich nicht mehr aus der Faktizität des fortgeschrittenen Alters eines Menschen selbst ableiten, sondern verdankt sich – demgegenüber externen – Motiven und Normen im Verhalten bzw. in der Haltung Dritter.

2. Zum Würdebegriff in bioethischen Diskursen

Die Formel von der «inherent dignity [...] of all members of the human family» in der Präambel der UN-Menschenrechtserklärung von 1948 wird – zumindest der Sache nach – auch in der, in den 1950er Jahren entstehenden Medizin- und Bioethik greifbar. Die fortschritts- und technikkritischen Diskussionen über Medizin und Biotechniken spiegeln den emanzipatorischen Geist in den Anliegen der damaligen Bürgerrechtsbewegungen wider. Nicht zufällig taucht der Würdebegriff in der deutschsprachigen Diskussion erstmals prominent in der Forderung nach einem menschenwürdigen Sterben auf. Sie reagiert auf die einseitige Fixierung auf die Lebenserhaltung einer immer erfolgreicher agierenden Medizin.[8] Philippe Ariès resümiert die Anliegen aus der Anfangszeit jener sich zunehmend internationalisierenden Anti-Medikalisierungs-Bewegung: «Diese neue Strömung, die aus dem Mitgefühl mit dem sich selbst entfremdeten Sterbenden hervorgegangen war, hat sich für eine Verbesserung der Bedingungen des Sterbens ausgesprochen, die dem Sterbenden seine mit Füssen getretene Würde zurückerstatten sollte.»[9]

Inzwischen ist der Begriff der Würde längst selbst zwischen die Fronten geraten und zum Gegenstand der Auseinandersetzungen geworden. In den Diskussionen über Entscheidungen an Lebensanfang und Lebensende begegnen Hinweise auf die Menschenwürde bezeichnenderweise quer zu den üblichen Demarkationslinien zwischen Lebensschutz und Selbstbestimmung

---

7   Es geht an dieser Stelle lediglich um die Wahrnehmung der Würde des Alters in der Öffentlichkeit und nicht um eine Kritik der spezifischen semantischen Mehrdimensionalität des Würdebegriffs. Die hier angedeutete Engführung könnte auch als komplementäre Tendenzen von Verrechtlichung und Entmoralisierung des Würdebegriffs diskutiert werden.

8   Vgl. Ralf Stroecker, Wozu brauchen wir in der medizinischen Ethik die Menschenwürde?, in: Jan C. Joerden et al. (Hg.), Menschenwürde und moderne Medizintechnik, Baden-Baden 2011, 197–213 (199).

9   Philippe Ariès, Geschichte des Todes, München, Wien 1980, 755.

oder *sanctity of life versus quality of life*. Die Befürworter eines Lebensschutzes von Anfang an berufen sich ebenso auf die Würde, wie die Verteidigerinnen reproduktiver Selbstbestimmung in jedem Fall. Und der Hinweis auf die ‹Unverfügbarkeit des Lebens› bis zum Schluss bedient sich in gleicher Weise des Würdearguments, wie die Forderung nach einem ‹Recht auf ein selbstbestimmtes Sterben› unabhängig von der Nähe des Lebensendes. Franz Josef Wetz, Norbert Hoerster und andere lehnen deshalb den Begriff Würde als «normativ besetztes Schlagwort ohne jeden deskriptiven Gehalt» ab, weil er lediglich als «ideologische Waffe» tauge.[10]

Im Zentrum der bioethischen Kritik am Würdebegriff steht eine doppelter Einwand: Einerseits sei er – im Blick auf seinen Universalitätsanspruch – so allgemein, dass er für die konkrete Urteilsfindung entweder kein Kriterium liefere oder aber – auf der Anwendungs- und Begründungsebene – mit partikularen Moralvorstellungen angereichert werden müsse. Im ersten Fall sei er unbrauchbar im zweiten nicht mehr universal. Andererseits lasse der absolute und auf die gesamte Menschheit bezogene Geltungsanspruch der Würdenorm keine sozusagen speziesspezifischen, normativen Differenzierungen zu. Dieser Vorwurf klingt zunächst eigenartig, zielt die moderne Idee der Menschenwürde doch genau auf die Ununterscheidbarkeit – positiv ausgedrückt: normative Gleichheit – aller Glieder der Menschheitsfamilie. Dagegen interessiert sich die Bioethik für einen Würdebegriff, der ein Kriterium für die Begrenzung der Reichweite von Geltungsansprüchen, also einen Massstab für die Feststellung und Begründung von ‹gattungsinternen› Statusunterscheidungen bzw. -abstufungen anbietet. Das erklärt sowohl die umfangreichen Debatten über den moralischen Status des menschlichen Lebens in seinen verschiedenen Phasen, über Eigenschaften, die mit der menschlichen Würde notwendig verbunden sind oder über die Plausibilität der normativen Valenz des Würdebegriffs selbst, wie auch die – vor allem im englischen Sprachraum verbreitete – Zurückhaltung gegenüber der *dignity of the human person*.[11]

Im sogenannten ‹Belmont Report› der US-amerikanischen «National Commission for the Protection of Human Subjects of Biomedical and Behavioral Research» von 1978 tauchen zum ersten Mal jene Grundsätze auf, die – vor allem durch ihre Aufnahme in dem ein Jahr später in erster Auf-

---

10 Norbert Hoerster, Ethik des Embryonenschutzes. Ein rechtsphilosophischer Essay, Stuttgart 2002, 24; vgl. Franz Josef Wetz, Illusion Menschenwürde. Aufstieg und Fall eines Grundwertes, Stuttgart 2005.

11 Vgl. Stroecker 2011 (Anm. 8), 197, Anm. 2.

lage erschienenen Standardwerk von Beauchamp und Childress *Principles of Biomedical Ethics* – zum bioethischen Paradigma wurden: die Prinzipien *autonomy, beneficience, nonmaleficience* und *justice*.[12] Ein Prinzip *human dignity* taucht nicht auf. Die Gründe für den Verzicht sind vielfältig, allen voran natürlich die richtige Feststellung, dass Würde nicht als Prinzip mittlerer Reichweite postuliert werden kann. Einen für die biomedizinische Praxis viel weiterreichenden Grund für die Würdeabsenz liefert später Ruth Macklin: *Human dignity* habe lediglich die Funktion eines «slogans, that adds nothing to an understandig of the topic».[13] Für die internationalen Menschenrechtsinstrumente und die Europäische Menschenrechtskonvention gelte im Grunde das gleiche, wie für die Diskussion über Entscheidungen am Lebensende: «In this context dignity seems to be nothing other than respect for autonomy».[14] Daraus folgt: «Dignity is a useless concept in medical ethics and can be eliminated without any loss of content.»[15]

Auf den ersten Blick scheint es, als sei die Würde-Diskussion an dieser Stelle wieder zu ihren Wurzeln zurückgekehrt. Schliesslich schliesst Kant selbst in seiner *Grundlegung* das Vermögen zu vernünftiger Selbstbestimmung im Sinne der Selbstgesetzgebung mit der Würde kurz: «*Autonomie* ist also der Grund der Würde der menschlichen und jeder vernünftigen Natur.»[16] Für ein normatives Würdeverständnis folgt daraus die Verpflichtung zum Schutz dessen, worauf die Menschenwürde bezogen ist: die vernünftige Selbstbestimmung.[17] Da die Wahrnehmung der Fähigkeit zu vernünftiger Selbstbestimmung nicht voraussetzungslos ist, sondern auf die Freiheit von äusserem Zwang, einen gewissen Grad körperlicher, geistiger und seelischer Gesundheit etc. angewiesen ist, muss die Pflicht zur Achtung der Autonomie jeder Person auch den Schutz der Bedingungen zu ihrer tatsächli-

---

12 Vgl. Tom L. Beauchamp / James F., Childress, Principles of Biomedical Ethics, 5., überarb. Aufl., Oxford, New York 2001.

13 Ruth Macklin, Dignity is a useless concept. It means no more than respect for persons or their autonomy, in: BMJ 327/2003, 1419–1420 (1419); vgl. dazu Peter Schaber, Menschenwürde: ein für die Medizinethik irrelevanter Begriff?, in: Ethik Med 24/2012, 297–306.

14 Ebd.

15 Macklin 2003 (Anm. 13), 1420.

16 Immanuel Kant, Grundlegung der Metaphysik der Sitten, Ed. Weischedel, Bd. IV, Darmstadt 1983, BA 79.

17 Vgl. Micha H. Werner, Menschenwürde in der bioethischen Debatte. Eine Diskurstopologie, in: Matthias Kettner (Hg.), Biomedizin und Menschenwürde, Frankfurt/M. 2004, 191–220 (200f.).

chen Wahrnehmung implizieren. In diesem Sinne stehen Menschenwürde und Menschenrechte in einem gegenläufigen Bedingungsverhältnis: Aus der Menschenwürde sind die Rechte abgeleitet, auf die eine Person gegenüber Dritten Anspruch hat und die Pflichten, die alle anderen gegenüber dieser Person haben. Und umgekehrt bildet die allgemeine Anerkennung der Geltung jener Rechte und Pflichten die Realisierungsbedingung für den Würdeschutz und die daraus abgeleiteten Ansprüche der Person.

Eine grundsätzliche Schwierigkeit dieses Würdekonzepts zeigt sich, wenn aus entgegengesetzter Perspektive nach einer Verletzung der Menschenwürdenorm gefragt wird. Der Philosoph und Medizinethiker Micha H. Werner führt aus: «Als menschenwürdewidrig bezeichnen wir eine Handlungsweise […] dann, wenn durch sie die Voraussetzungen der Selbstbestimmung von Handlungsbetroffenen unmittelbar zerstört oder in Frage gestellt werden. […] Im engen Verständnis umfasst die Menschenwürdenorm nur die allgemeinen und grundlegenden *Voraussetzungen* dafür, dass Personen ihre vernünftige Selbstbestimmung überhaupt zur Geltung bringen können.»[18] Zur Begründung dieser Menschenwürdenorm bemerkt Werner in deutlicher Anlehnung an die diskursethische Tradition: Einer Person Vernunftfähigkeit zuzuschreiben bedeute, sich zu dieser Person in ein Verhältnis wechselseitiger Anerkennung zu setzen. «Wir müssen dann nämlich anerkennen, dass für uns beide die gleichen Vernunftgründe Gültigkeit haben. […] Wir können gar nicht erst erkennen, dass es sich bei einem Wesen um ein freies Vernunftwesen handelt, wenn wir ihm gegenüber nicht jene kommunikative Haltung einnehmen würden, zu der die Achtung seiner grundlegenden Rechte gehört.»[19]

Was aber, wenn diese kommunikative Haltung gegenüber der anderen Person ins Leere geht, wenn kein Indiz für die Annahme besteht, dass für beide Seiten die gleichen Vernunftgründe Gültigkeit haben? Worin soll die geforderte wechselseitige Anerkennung bestehen, wenn sie erstens nur einseitig erfolgen und zweitens nicht durch die Annahme einer gemeinsam geteilten Vernunftfähigkeit begründet werden kann? Natürlich kann an dieser Stelle weiter ausdifferenziert werden zwischen menschlichen Wesen, die a) die fragliche Eigenschaft aktuell haben, b) diese Eigenschaft als aktualisierbare Disposition besitzen, wie etwa Schlafende, c) über diese individuelle Disposition verfügen, die aber noch nicht oder nicht mehr aktualisiert werden kann, wie bei Embryonen und Menschen mit apallischem Syndrom

18 Werner 2004 (Anm. 17), 203f.
19 Werner 2004 (Anm. 17), 204f.

oder d) zu der u. a. durch diese Eigenschaft ausgezeichneten Gattung gehö-ren.[20] Auch in der Bioethik begegnet der kantische Gedanke von der re-gulativen Idee der autonomen Vernunft im Sinne ihrer kontrafaktischen Geltung. Patientenverfügungen oder das Entscheidungskonstrukt des mut-masslichen Willens bauen darauf auf. Aber beide Kompensationsinstru-mente für eine fehlende aktualisierbare Selbstbestimmung und Zustim-mungsfähigkeit gehören zu den bleibend umstrittenen Themen in der Bioethik – und sie müssen auch umstritten bleiben, weil sie andernfalls das Autonomieprinzip selbst unterlaufen würden.

Beim Autonomieprinzip – als Ausdruck der auf Selbstbestimmung grün-denden Würde –, das in der Bioethik längst vom *middle axiom* zum Fun-damentalprinzip mutiert ist, führt kein Weg an der (kontrafaktischen) Unter-stellung einer mehr oder weniger souverän urteilenden und handelnden Person vorbei. Auch das bioethische Prinzip wird das kantische Erbe seiner transzendentalen Grundlegung im Rahmen einer dualistischen Zwei-Welten-Theorie des «*homo phainomenon*» und «*homo noumenon*» nicht los. Im Gegen-teil, es wird sogar verschärft. Denn mit der Zurückweisung der transzenden-talen Begründungsfigur muss die kantische Autonomie auf empirische, objektiv erkennbare Eigenschaften im Menschen ermässigt werden. Das führt zu einem Paradox, das allerdings beim anwendungsorientierten Fokus der Bioethik in der Regel verborgen bleibt. Einerseits wird bei der Begründung des bioethischen Autonomieprinzips üblicherweise auf das Instrumentalisie-rungsverbot in der dritten Formel des Kategorischen Imperativs verwiesen: «*Handle so, dass du die Menschheit, sowohl in deiner Person, als in der Person eines jeden andern, jederzeit zugleich als Zweck, niemals bloss als Mittel brau-chest.*»[21] Zugleich wird das, im Prinzip des vernünftigen Willens «*als Zweck an sich selbst*»[22] mitgedachte Objektivierungs-Verbot unterlaufen, indem die Autonomiefähigkeit an dem Vorliegen oder Fehlen bestimmter feststellbarer Eigenschaften eines menschlichen Lebewesens festgemacht wird. Der episte-mische Widerspruch, dass einerseits die Würde als etwas, dem Menschen von aussen Zukommendes verstanden wird, aber andererseits ein ‹Beleg› für das Vorliegen der Würdebegabung stets im menschlichen Leben gesucht wird, sei an dieser Stelle nur erwähnt.

---

20 Vgl. Bernward Gesang, Kann man die Achtung der Menschenwürde als Prinzip der normativen Ethik retten?, in: ZphF 64/2010, 474–497 (476).
21 Kant 1983 (Anm. 16), BA 66f.
22 Kant 1983 (Anm. 16), BA 66.

Theda Rehbock hat verschiedentlich aus einer existenzialistisch-phäno-
menologischen Sicht die «radikale, vernunftkritische Einsicht in die Nicht-
Objektivierbarkeit, Unverfügbarkeit und Entzogenheit des Menschen als
Person» als Kern des kantischen Würdeverständnisses betont. «Zurückge-
wiesen wird damit jedes objektivistische Verständnis der Person als etwas
im Diesseits oder Jenseits Existentes oder Vorhandenes. An dessen Stelle tritt
ein rein *praktisches Verständnis* der Person, Freiheit und Autonomie als eine
Grundform der Existenz, die vom Menschen praktisch vollzogen wird und
zu vollziehen ist.»[23] Man muss diese Interpretation nicht teilen. Ich verweise
darauf, weil sie – phänomenologisch gesprochen – eine Horizonterweite-
rung anbietet, die Rehbock als «*personalen Sinnhorizont*» expliziert, «der nicht
nur durch Freiheit, Autonomie und Vernunft, sondern immer zugleich
durch Interpersonalität, Leiblichkeit, Sprachlichkeit, Geschichtlichkeit usw.
die menschliche Praxis in ihren Möglichkeiten zugleich bedingt und be-
grenzt. In ethischer Hinsicht handelt es sich hierbei nicht um spezielle Fähigkeiten, die wir immer auch verlieren können. Die elementaren anthropologischen Strukturmomente konstituieren und strukturieren vielmehr in
unterschiedlicher Weise *jede mögliche* Art von Situation menschlichen Seins,
gerade auch Situationen des Verlustes entsprechender Fähigkeiten und die
Situation des Todes.»[24]

III. Zu einer Ethik des vierten Lebensalters

1. Das vierte Lebensalter als ethische Herausforderung
Allein die Ausdifferenzierung des Alters in eine dritte[25] und vierte Lebensphase[26] lässt im Blick auf das vorher Gesagte aufhorchen. In einer trivialen

---

23 Theda Rehbock, Personsein in Grenzsituationen. Anthropologische Kritik der
    Medizin und Medizinethik, in: Ethik Med 23/2011, 15–24 (20).
24 Rehbock 2011 (Anm. 23), 19.
25 Vgl. dazu einleitend Paul B. Baltes, Facing our limits: human dignity in the very
    old, in: Daedalus, Winter 2006; 135, 1, 32–39; Bertelsmann Stiftung (Hg.), Alter
    neu denken. Gesellschaftliches Altern als Chance begreifen, Gütersloh 2007; Peter
    Gruss (Hg.), Die Zukunft des Alterns. Die Antwort der Wissenschaft, München
    2007; Sebastian Knell / Marcel Weber (Hg.), Länger leben? Philosophische und
    biowissenschaftliche Perspektiven, Frankfurt/M. 2009; Andreas Kruse (Hg.),
    Potenziale im Altern. Chancen und Aufgaben für Individuum und Gesellschaft,
    Heidelberg 2010; Ursula Staudinger / Heinz Häfner (Hg.), Was ist Alter(n)? Neue
    Antworten auf eine scheinbar einfache Frage, Berlin, Heidelberg 2008.

Weise scheint die Würde im Alter dadurch gesichert, dass eine mehr oder weniger aktiv und souverän gestaltete Altersphase von einer durch Hinfälligkeit, Bedürftigkeit und Hilflosigkeit gekennzeichneten Altersphase abgegrenzt wird. Bereits an dieser Stelle könnte gefragt werden, ob es sich nicht um eine ethisch und im Blick auf die Würde prekäre Differenzierung handelt, nicht wegen der Unterscheidung zwischen verschiedenen Alterskohorten, auch nicht aufgrund der Korrelation von Alter und leiblichen bzw. gesundheitlichen Zuständen, sondern hinsichtlich der damit einhergehenden Wertungen und Normierungen. Nicht zufällig zeigen die Differenzkriterien zwischen beiden Altersgruppen eine gewisse Übereinstimmung mit den Eigenschaftsparametern, die im Rahmen biomedizinischer Würdedebatten auftauchen. Zwar hat die Unterscheidung zwischen dem dritten und vierten Lebensalter, also den 60–80-Jährigen und den 80–100-Jährigen an sich nur einen heuristischen Wert, allerdings gilt für die letzte Lebensphase: «Erst im vierten [Lebensalter] entsteht das Bild eines mehr und mehr gleichförmigen Verlustgeschehens, in praktisch allen Dimensionen des Lebens. In seiner Entwicklungsrichtung ist das vierte Alter homogener als das dritte, nicht zuletzt wegen der zunehmenden Pathologie der wohlbekannten Altersmultimorbidität.»[27]

Auch wenn die grosse multidisziplinär angelegte Berliner Altersstudie insgesamt die gesellschaftlich verbreiteten, negativen Altersbilder eindrücklich korrigiert, gilt es, die signifikanten Verschlechterungen zwischen dem dritten und dem vierten Lebensalter nicht zu übersehen. Die Befunde[28] belegen «die Unausweichlichkeit körperlichen und geistigen Abbaus, die Zunahme chronischer Leiden im höheren Alter und die vielfältigen Folgen sensorischer, geistiger und körperlicher Einschränkungen für eine aktive und selbständige Lebensführung. Sich z. B. gesund zu fühlen, bedeutet nicht, dass man objektiv gesund ist.» Besonders hervorzuheben sind:

---

26 Vgl. zu Begriff und Funktion grundlegend Paul B. Baltes, Das hohe Alter – mehr Bürde als Würde?, in: Max Planck Forschung 2/2003, 15–19; ders., Alter(n) als Balanceakt im Schnittpunkt von Fortschritt und Würde, in: Nationaler Ethikrat, Altersdemenz und Morbus Alzheimer. Medizinische, gesellschaftliche und ethische Herausforderungen. Jahrestagung des Nationalen Ethikrates 2005, Berlin 2006, 83–101; Ulman Lindenberger et al. (Hg.), Die Berliner Altersstudie, 3., erw. Aufl., Berlin 2010.

27 Baltes 2005 (Anm. 26), 84.

28 Zum Folgenden Karl Ulrich Mayer et al., Wissen über das Alter(n): Eine Zwischenbilanz der Berliner Altersstudie, in: Lindenberger et al. (Hg.), Die Berliner Altersstudie (Anm. 26), 623–658 (649–651).

- die kumulative Zunahme negativer Aspekte des Alters mit ansteigendem Lebensalter (die Hälfte der 85- bis 90-Jährigen befindet sich «in den als schlecht zu charakterisierenden Alterlagen […] und sogar zwei Drittel der 90-Jährigen und Älteren»);
- das rasche Ansteigen der Demenz im hohen Alter (bei der Gruppe der über 95-Jährigen liegt der Anteil zwischen 40 Prozent und 60 Prozent);
- eine sowohl schädliche Übermedikation wie «ein erheblicher nicht erfüllter medizinischer Handlungsbedarf»;
- die deutliche Verschlechterung der sensorischen Funktionsfähigkeit (Hören, Sehen, Gleichgewicht) (in der Gruppe der 90- bis 103-Jährigen sind 80 Prozent visuell und im Blick auf ein unkorrigiertes Gehör 90 Prozent mässig bis schwer beeinträchtigt);
- der graduelle Abbau geistiger Fähigkeiten (Verschlechterung der Gedächtnisleistungen und kognitiven Fähigkeiten: pragmatische und praktische Aspekte der Intelligenz);
- die trotz relativ hoher Lebenszufriedenheit deutliche Verstärkung negativer Persönlichkeitsaspekte (geringe Offenheit, Abnahme positiver Emotionen, Gefühle zunehmender Fremdbestimmung);
- die Abnahme der psychischen Anpassungsfähigkeit (Zunahme emotionale Einsamkeit, Abnahme sozialer Aktivitäten, Verlust von familiären Kontakten und Vertrauenspersonen);
- das Schwinden der psychischen Widerstandsfähigkeit und Bewältigungskapazität;
- die massiven körperlichen, sozialen und psychischen Defizite bei Hilfs- und Pflegebedürftigen (fast ein Drittel verfügt über keine Betreuungsperson, ein Drittel ist «körperlich und geistig sehr eingeschränkt, sensorisch beeinträchtigt, schwer krank und behindert», ein Viertel befindet sich in «einer sehr negativen seelisch-geistigen Verfassung»).

Die geriatrische und gerontologische Forschung legt nahe, dass das Problem der Diskrepanz zwischen der (kontrafaktischen) Annahme der Autonomie und der Realität selbstbestimmter Urteils- und Handlungskompetenzen das gesamte ‹vierte Lebensalter› bestimmt. Autonomie, soziale Integration und Handlungssouveränität werden labil und die leiblichen Realisierungsbedingungen nehmen ab. Unter den 70- bis 100-Jährigen sind die letzten zwei Jahre vor dem Tod durch eine zunehmende Dysfunktionalität gekennzeichnet. «Alter und Krankheit überlagern sich und schaffen damit im hohen

Alter im Durchschnitt ein schwierigeres persönliches Umfeld.»[29] Im vierten «Lebensabschnitt verliert die positive Verbindung zwischen einem langen und einem guten Leben an Gültigkeit».[30]

Besonders die dramatische Zunahme von Demenzerkrankungen in der Kohorte der Hochbetagten bedeutet «den schleichenden Verlust vieler Grundeigenschaften des Homo sapiens wie etwa Intentionalität, Selbstständigkeit, Identität und soziale Eingebundenheit – Eigenschaften, die wesentlich die menschliche Würde bestimmen und es dem Individuum ermöglichen, seine ‹Menschenrechte› autonom auszuüben».[31] Vor diesem Hintergrund hat der Psychologe Paul Baltes eine «neue beängstigende Herausforderung» diagnostiziert: «die Erhaltung der menschlichen Würde in den späten Jahren des Lebens».[32]

Die Befürchtung erscheint nicht ganz unbegründet. Zwar geben die Forschungsergebnisse – auch für das vierte Lebensalter – längst nicht nur Anlass zu Pessimismus, wenngleich eine andere grosse Studie, der Deutsche Alterssurvey, vor allem im Blick auf die sozialen Lebenslagen im Alter deutlich kritischere Ergebnisse präsentiert.[33] Schwerer wiegt noch, dass die Gruppe der alten Alten nicht nur in den Medien, sondern auch in den Menschenrechtsdiskussionen selten vorkommt. Der Madrid International Plan of Action on Ageing von 2002, die 2010 eingesetzte UN-Open-ended Working Group on Ageing, die im Sommer 2012 zum dritten Mal tagte, oder auch das Deutsche Institut für Menschenrechte richten ihr Engagement für eine Verbesserung der Menschenrechte im Alter fast ausschliesslich auf die jungen Alten.[34] So schlägt das Deutsche Menschenrechtsinstitut eine Alterskonvention vor, die – analog zum sozialen Verständnis von Behinderung in der UN-Behindertenkonvention – ein soziales Verständnis von Alter entwickeln solle. Das Verständnis von Behinderung in der UN-Konvention geht davon aus, dass die jeweiligen körperlichen, seelischen und geistigen Beeinträchtigungen sowie Sinnesbeeinträchtigungen erst durch entsprechende einstellungs- und umweltbedingte Barrieren zum Ausschluss vom vollen

---

29 Baltes 2005 (Anm. 26), 94.
30 Baltes 2005 (Anm. 26), 97.
31 Baltes 2003 (Anm. 26), 17.
32 Ebd.
33 Vgl. Yvonne Schütze, Soziale Ungleichheit im Alter, in: Peter Graf Kielmansegg / Heinz Häfner (Hg.), Alter und Altern. Wirklichkeiten und Deutungen, Berlin, Heidelberg 2012, 115–123.
34 Vgl. Claudia Mahler, Die Menschenrechte Älterer stärken, Deutsches Institut für Menschenrechte, aktuell 04/2012.

und gleichberechtigten Gebrauch der fundamentalen Rechte von Menschen mit Behinderung führen.[35] Die Übernahme dieses Ansatzes für das Verständnis von Menschen im vierten Lebensalter würde allerdings darauf hinauslaufen, das Spezifische der Lebenslagen Hochbetagter gerade herauszudefinieren. Die Wahrnehmung der Rechte von Menschen im vierten Lebensalter scheitert – wenn überhaupt – weniger an gesellschaftlichen Blockaden, als vielmehr an der – von Baltes hervorgehobenen – evolutionsbiologischen Eigenart der letzten Lebensphase als «radikalste[r] Form biokultureller Unfertigkeit»,[36] die – so muss ergänzt werden – durch keine politische Inklusionskampagne aus der Welt zu schaffen ist.

2. *«Umlernen!»*

«Also Umlernen! […] Das Geistige ist als Zeichensprache des Leiblichen festzuhalten»,[37] empfiehlt Friedrich Nietzsche im Blick auf die – wie wir heute sagen könnten – leiblich vermittelte Wahrnehmung transitorischer Identität.[38] Oder mit den Worten von Gabriel Marcel: «Wird dieser Leib, als der ich inkarniert lebe, objektiviert, so erscheint mein Körper, das Missverständnis des Leibes. Dieser Körper kann, wie die imaginäre Seele, die ihn informieren soll, in beliebiger Weise objektiv betrachtet, klinisch untersucht und chirurgisch amputiert werden. Diesen Körper habe ich; ich bin aber mein Leib.»[39] Diese existenzphilosophische Verhältnisbestimmung von Körper und Leib hätte als Motto über der Berliner Altersstudie stehen können. In jedem Fall lenkt sie den Blick auf eine Differenz, die mir für das Thema der Würde im vierten Lebensalter wesentlich erscheint. Obwohl die letzte Lebensphase erheblich und notorisch durch Krankheiten, Krankheitsfolgen sowie körperliche, geistige, seelische und Sinnesbeeinträchtigungen gekenn-

---

35 Mahler 2012 (Anm. 34), 3.
36 Baltes 2003 (Anm. 26), 95.
37 Friedrich Nietzsche, Nachgelassene Fragmente 1882–1884. KSA Bd. 10, 285. Vgl. ders., Zarathustra, in: KSA 4, 40: «Das schaffende Selbst schuf sich Achten und Verachten, es schuf sich Lust und Weh. Der schaffende Leib schuf den Geist als eine Hand seines Willens.»
38 Vgl. Jürgen Straub / Joachim Renn (Hg.), Transitorische Identität. Der Prozesscharakter des modernen Selbst, Frankfurt/M. 2002; zur Leiblichkeit grundlegend Bernhard Waldenfels, Das leibliche Selbst. Vorlesungen zur Phänomenologie des Leibes, Frankfurt/M. 2000.
39 Gabriel Marcel, Leibliche Begegnung. Notizen aus einem gemeinsamen Gedankengang, in: Hilarion Petzold (Hg.), Leiblichkeit. Philosophische, gesellschaftliche und therapeutische Perspektiven, Paderborn 1985, 15–46 (16).

zeichnet ist, lässt sich das vierte Alter nicht auf seine komplexen Defizit-
symptome reduzieren. Alter ist weder Krankheit noch Behinderung – unabhängig davon, dass Alter krank macht und in vielerlei Hinsicht behindert.
Der Unterschied zwischen negativen Altersfaktoren und Krankheiten oder
Behinderungen besteht darin, dass die gleichen Phänomene unter verschiedene Beschreibungen gehören. Die Beeinträchtigung der Gehfähigkeit ist
unter Umständen eine Behinderung, für die ein Dokument beantragt werden kann, das kompensatorisch zur freien Benutzung öffentlicher Ver-
kehrsmittel berechtigt. Die als Behinderung eingestufte Beeinträchtigung ist
aber nicht nur eine Abweichung von einem körperlichen ‹Normalzustand›.
Sie ist bei einer Person im hohen Alter genau genommen nicht einmal eine
Abweichung, sondern bewegt sich im Spektrum körperlicher Normalzu-
stände im vierten Lebensalter. Das gleiche gilt für jede andere Defizitwahr-
nehmung, für die es Krankheits- und Behinderungsdefinitionen gibt, ohne
dass damit die leiblichen Zustände, denen bestimmte medizinische Krank-
heitsbegriffe entsprechen, vollständig erfasst wären.

Leuchtet diese Unterscheidung intuitiv ein, erscheint es unangemessen
und aussichtslos, eine Ethik des vierten Lebensalters bzw. eine entsprechende Würdebestimmung einfach aus jenen Bereichen und Unterbereichen
der Bioethik quasi patchworkartig zu modellieren, die Überschneidungen
mit der ins Auge gefassten Klientel aufweisen. Eine *mélange* aus etwas Ethik
zu Sterbehilfe, Palliative Care, Psychiatrie, Gerontologie, Pflege, Health
Care, Intensivmedizin etc. reicht nicht aus, weil sie die konstitutive Lebensform des vierten Alters, zu der sich die thematisierten Einzelaspekte lediglich symptomatisch verhalten, ausblendet. Damit verlieren die in den bioethischen Disziplinen gewonnenen Einsichten nicht ihre Bedeutung für eine
Ethik des vierten Lebensalters. Sie bedürfen aber einer Ergänzung im Blick
auf den hier ins Auge gefassten, spezifischen Anwendungsbereich.

Die Frage nach der Würde des vierten Lebensalters bedarf ebenfalls einer
Modifikation: Was wird aus der Autonomie – als Korrelat der Würde –,
wenn vieles, was daraus als Handlungsziel folgt, nicht mehr erreicht, nicht
mehr realistisch anvisiert werden kann oder auch gar nicht mehr im Fokus
der betroffenen Person auftaucht resp. von ihr gewünscht wird? Vor dem
Hintergrund einer am Primat der Autonomie orientierten Würdekonzeption
muss das vierte Lebensalter geradezu als Prototyp einer ‹kontrafaktischen
Existenz› erscheinen – jedenfalls dann, wenn die Lasten des hohen Alters nicht
als typische Merkmale jener Lebensphase wahrgenommen werden, sondern
ausschliesslich als möglichst therapierbare Krankheitszustände, sozialpsycho-

logischer Intervention zugängliche Formen sozialer Desintegration oder medikamentös zu lindernder Phasen psychischer Desorientierung.

Eberhard Schockenhoff hat einmal bemerkt: Wenn die Würde eines Menschen «von der empirischen Überprüfbarkeit seines Erinnerungsvermögens und seinen rationalen Fähigkeiten abhängt, dann wird ‹Personsein› ein soziales Etikett, das wir denen zubilligen, die unseren Leistungserwartungen entsprechen».[40] Die Konfrontation des Würdebegriffs mit den Lebenssituationen von Menschen im vierten Lebensalter zeigt, dass ein ausschliesslich auf Vernunft resp. Selbstbestimmung abstellender Würdebegriff (bei gleichzeitigem Verzicht auf eine starke kontrafaktisch-transzendentale Begründung) die persönliche und lebensweltliche Realität jener Altersgruppe verfehlen muss. Das gilt m. E. auch für Ansätze, die zwischen einer starken und schwachen Autonomie unterscheiden[41] und für eine gerontologische Ethik, die nach einer «selbstverantworteten Lebensführung» im Alter fragt. Weil sie sich «am kognitiv-motivationalen Überzeugungssystem des Individuums»[42] orientiert, muss sie den alten Menschen als selbstbestimmtes Subjekt immer schon voraussetzen.[43]

Dagegen müsste sich eine Ethik des vierten Lebensalters zuerst von dem emanzipatorischen Ziel der Befähigung zu einer selbstbestimmten, eigenverantwortlichen und sozial integrierten Lebensweise verabschieden. Denn das gerechtigkeitstheoretisch anspruchsvolle Modell des *capabilities approach*, das im Grunde eine güterethisch angereicherte Operationalisierung des aus der Aufklärung stammenden Würdeparadigmas darstellt, zeigt sich tendenziell unsensibel für die Lage alter Menschen. Seine Anwendung käme dem eigentümlichen Versuch gleich, die Betroffenen überhaupt erst ‹würdefähig› zu machen. Komplementär dazu hätte eine Ethik des vierten Lebensalters die Aufgabe einer phänomenologisch-anthropologischen Grundlegung im Blick auf die Frage nach den Voraussetzungen, Bedingungen und Grenzen

---

40 Eberhard Schockenhoff, Ethik des Lebens. Grundlagen und neue Herausforderungen, Freiburg/Br. 2009, 148.

41 Vgl. Bernward Gesang et al., Starke und schwache Autonomie – eine hilfreiche Unterscheidung für die Vorbeugung von Unter- und Überbehandlung, in: Ethik Med, Publ. Online: 18 October 2012

42 Hans-Martin Rieger, Altern anerkennen und gestalten. Ein Beitrag zu einer gerontologischen Ethik, Leipzig 2008, 99.

43 Vgl. etwa Otfried Höffe, Gerontologische Ethik. Zwölf Bausteine für eine neue Disziplin, in: ders., Medizin ohne Ethik?, Frankfurt/M. 2002, 182–201; Rieger 2008; Heinz Rüegger, Alter(n) als Herausforderung. Gerontologisch-ethische Perspektiven, Zürich 2009.

eines guten Lebens im vierten Alter, das sich nicht nur an Möglichkeiten der Aktivität und Partizipation, sondern ebenso an elaborierten Vorstellungen der Passivität und des Pathischen zu orientieren hätte.

Anstelle eines solchen Programms möchte ich abschliessend kurz auf einen anspruchsvollen Vorschlag von Peter Dabrock hinweisen. Auf der Grundlage einer an Bernhard Waldenfels orientierten Leibphänomenologie hat der Erlanger Ethiker ein Würdeverständnis entwickelt, dass den zunächst widersprüchlich anmutenden Titel «Leibliche Vernunft» trägt.[44] Die Pointe seiner Überlegungen besteht darin, dass er den kantischen Dualismus vom Reich der Freiheit und Reich der Natur quasi vom Kopf auf die Füsse stellt, indem er den Vernunftbegriff «intrinsisch-konstitutiv an den Körper gebun-den» denkt, «so dass umgekehrt dieser in normativen Betrachtungen nicht einfach in seiner (vermeintlich) nackten biologischen Körperlichkeit aufgeht, sondern an der Schutzwirkung teilhat, die normalerweise der Eigenschaft oder dem Eigenschaftsbündel Vernunft zukommt».[45] Der Vernunftbegriff hat lediglich die Funktion «als heuristische[r] Platzhalter für die[...] sach-liche und funktionale Sonderstellung» des Menschen.[46] Vernunft ist leiblich «nicht nur durch Aktivität, sondern [...] auch durch Perzeption, Rezeption, Passivität, Passion und Affektivität, Werden und Vergehen, Endlichkeit, Gebrechen und Verletzlichkeit, aber auch durch konstitutive Relationalität ausgezeichnet».[47] Mit der Leiblichkeit gehören «sowohl die *Entwicklung* von Vernünftigkeit, [...] als auch eine *abnehmende* oder *defekte* Selbstbewusst-seinsfähigkeit integral zum Verständnis des Menschen als des Seins leibli-cher Vernunft hinzu.»[48] Daraus folgt für den Würdebegriff: Wenn Würde «als *leibliche* Vernunft gedacht wird, schränken Potentialitäten, Relationali-täten und Privationen den Schutzstatus menschlicher Lebewesen *nicht* ein. Denn über den Leib als schon immer kulturell gedeuteten Körper besteht ein anthropologisches, d. h. hier biologisches und soziales, Band und Beziehungs-geflecht zu anderen Menschen – ein Band, das Menschen als Menschen schon immer miteinander zu einer Menschheit verbindet. [...] Der vom Kon-zept ‹leibliche Vernunft› ausgehende Schutzgedanke umfasst *alle* Menschen;

---

44 Peter Dabrock, Leibliche Vernunft. Zu einer Grundkategorie fundamentaltheo-logischer Bioethik und ihrer Auswirkung auf die Speziesismus-Debatte, in: ders. / Ruth Denkhaus / Stephan Schaede (Hg.), Gattung Mensch. Interdisziplinäre Perspektiven, Tübingen 2010, 227–262.

45 Dabrock 2010 (Anm. 44), 243.

46 Dabrock 2010 (Anm. 44), 241.

47 Dabrock 2010 (Anm. 44), 247.

48 Ebd.

weil sie qua Potential oder qua sozialer und biologischer Vernetzung in den Bereich der uns nur leiblich bekannten Vernunft, die immer und intrinsisch von Potentialitäten durchwebt ist, hineingehören.»[49]

Der ehrgeizige Ansatz von Dabrock bedarf natürlich einer genaueren Analyse. Ihm muss auch nicht zugestimmt werden. Unabweisbar gilt aber die von ihm explizierte Herausforderung auch für eine Ethik des vierten Lebensalters und ein ihr korrespondierendes Würdeverständnis: Beide kommen nicht aus ihrer leiblichen Haut heraus.

---

49 Dabrock 2010 (Anm. 44), 248.253.

Valeria Ferrari Schiefer

Die Würde des Menschen im vierten Lebensalter – Ein notwendiger Perspektivenwechsel aus der Sicht der Pflege

Menschenbild und -würde erfahren je nach gesellschaftlichem und weltanschaulichem Kontext eine sehr unterschiedliche Beschreibung und Bedeutung. Eine besondere Spannung besteht vor allem zwischen den Jugendlichkeits- und Gesundheitsvorstellungen einer Leistungsgesellschaft einerseits und der Fragilität von Menschen im vierten Lebensalter und ihrem Angewiesensein auf Hilfe andererseits. Im Folgenden sollen auf der Folie gängiger Menschenbilder kurz die Ideale zweier Pflegetheorien beschrieben und der daraus erwachsende Konflikt zwischen Anspruch und Wirklichkeit in der Pflege von Betagten skizziert werden. Im zweiten Teil werden an einem literarischen Beispiel exemplarisch Möglichkeiten aufgezeigt, wie Menschenwürde im Pflegealltag realisierbar ist bzw. wäre, aber auch Probleme aufgrund struktureller Voraussetzungen benannt.

I. Menschenbild und -würde in der Pflege – zwischen Anspruch und Wirklichkeit

1. Das Menschenbild in der Leistungsgesellschaft
Über Menschenwürde im vierten Lebensalter aus der Sicht der Pflege zu sprechen, bedeutet, Menschen im hohen Alter mit Achtung vor ihrer Einzigartigkeit im Kontinuum ihrer Lebensgeschichte zu begegnen und ihnen die notwendige Unterstützung und Versorgung anzubieten, die ihnen gebührt, damit sie ihren Alltag weiterhin als lebenswert, spannend und als existenzielle Chance erfahren können. Allerdings befindet sich die Pflege nicht in einem luftleeren Raum, vielmehr ist sie in eine Gesellschaft eingebettet, die das Alter ambivalent betrachtet. Einerseits besteht der Wunsch, möglichst lange und gut zu leben, und werden Menschen, die ein hohes Alter erreichen, bewundert und als besondere Beispiele präsentiert,[1] vor allem wenn

---

1 Z. B. Besuche von BürgermeisterInnen oder anderen PolitikerInnen bei Geburts-

sie immer noch Aussergewöhnliches vollbringen.[2] Das dahinterstehende Menschenbild bleibt jedoch häufig der oder die junggebliebene, gesunde und am Leben teilnehmende Senior oder Seniorin. Jugend, Stärke, Schönheit, Attraktivität, Aktivität und Leistungsfähigkeit sind nach wie vor Massstab und Ansporn auch für die neue Lebensphase im hochbetagten Alter. Erfreulich ist, dass dank einer fortschrittlichen medizinischen Versorgung für viele Betagte eine hohe Lebensqualität in dieser Richtung möglich ist. Andererseits bleibt dennoch zu fragen, wie es mit jenen Frauen und Männern steht, die aufgrund von Alter, Krankheiten und Unfällen fragil und pflegebedürftig geworden sind. Das vierte Lebensalter ist deswegen auch eng mit Beschwerden, Gebrechen, Bedürftigkeit, Einsamkeit, Krankheit und Tod verbunden, die Furcht und Verdrängen hervorrufen. Gemessen am herrschenden Menschenbild bedeutet dies einen Abstieg, einen degenerativen Zustand, den Anfang vom Ende.

So ist Pflege – sowohl im ambulanten als auch im stationären Bereich – vor allem mit jenen Menschen konfrontiert, die auf andere angewiesen sind und Hilfe und Versorgung benötigen. Hilfsbedürftige Menschen passen aber nicht zu dem oben beschriebenen Menschenbild, was sie weiter ins Abseits geraten lässt, ein Geschehen, das Corine Pelluchon eindringlich beschreibt. Altwerden ereignet sich ihr zufolge nicht nur für sich, sondern spiegelt sich in den Augen der anderen. «Es sind die Anderen die mir mein Alter offenbaren», die mir verraten, dass ich eine alte Frau oder ein alter Mann geworden bin.[3] Für alte Menschen bedeute weniger das Alter ein Problem, vielmehr das Gefühl nicht mehr nützlich zu sein, für niemanden mehr zu zählen, anderen zur Last zu fallen. Wie sollen, nach Pelluchon, das Schwinden der physischen Kraft und das Abnehmen von intellektuellen Fähigkeiten ertragen werden, wenn einem ständig Leistungsfähigkeit, Wettbewerbsfähigkeit, Reichtum und Besitz, Jugend, Makellosigkeit und Gesundheit vor Augen geführt werden? «Ein solches Wertesystem vermittelt den alten Menschen, dass sie aus dem Spiel sind»,[4] dass sie nicht mehr dazu gehören. Eine Beschäftigung mit dem Alter stellt deshalb nach Corine Pelluchon eine grund-

---

tagsfeiern hundertjähriger Frauen und Männer, Überreichung von Blumen und Übertragung am Fernsehen u. v. m.

2   In den Medien wird immer wieder berichtet, dass über Achtzigjährige Marathon laufen, Hundertjährige an Fahrradrennen teilnehmen, eine über Neunzigjährige Klavierstunden und -konzerte gibt, ein Hundertjähriger in einer Fernsehshow singt, eine über Hundertjährige literarisch tätig ist usw.

3   Corine Pelluchon, La vieillesse et l'amour du monde: Esprit 7, 2010, 171–180 (172).

4   Pelluchon 2010 (Anm. 3), 174.

legende Infragestellung des ganzen Systems dar. Da Pflegende «mit der Gesellschaft die Verantwortung» teilen, «Massnahmen zugunsten der gesundheitlichen und sozialen Bedürfnisse der Bevölkerung, besonders der von benachteiligten Gruppen, zu veranlassen und zu unterstützen»,[5] sind sie herausgefordert, nach alternativen Modellen Ausschau zu halten, die dem oben beschriebenen Wertesystem entgegenwirken. So soll für die Pflege vor allem eine Betrachtungsweise im Vordergrund stehen, die den Menschen als fähig erachtet, dass er in jeder Lebensphase und somit auch im hohen Alter die Möglichkeit finden kann, sich selber zu entwickeln, indem er sich nicht nur reaktiv auf die neue Situation einstellt, sondern aktiv das eigene Leben mit den gegebenen Einschränkungen neu zu gestalten versucht. Das Alter als eine Entwicklungschance zu betrachten, steht somit im Gegensatz zu einem Defizitmodell, das allein das zunehmende körperliche Gebrechen in den Blick nimmt.[6] Diese Perspektive entspricht auch vielen Pflegetheorien, denen ein Verständnis vom Menschen zugrunde liegt, das ihn in seiner Globalität betrachtet. Im Folgenden sollen daher zwei kurz skizziert werden.

2. Das Menschenbild in Pflegetheorien

In der humanistischen Pflege von Josephine G. Paterson und Loretta T. Zderad[7] wird der pflegerischer Vorgang als gelebter Dialog, als intersubjektives Geschehen im Spannungsfeld von Gesundheit und Krankheit verstanden, bei dem die Pflegekräfte eine moralische Verpflichtung haben, die Einzigartigkeit des Einzelnen zu respektieren und zu fördern und dabei Wohlbefinden und persönliches Wachstum zu erzielen. An diesem Dialog beteiligen sich sowohl Pflegekraft als auch Patient nicht allein auf einer verbalen oder nonverbalen Ebene, vielmehr sind sie in einem existenziellen Sinn dabei, mit anderen Worten, ist immer auch der ganze Mensch involviert. Von diesem kommunikativen Prozess profitiere nicht nur der Patient, sondern auch die pflegende Person, indem sich daraus auch für sie eine Entfaltungsmöglichkeit ergibt.[8] Mit Blick auf den zweiten Teil dieses Beitrags ist

---

5   ICN-Ethik-Kodex für Pflegende: SBK (Schweizer Berufsverband der Pflegefachfrauen und Pflegefachmänner), Ethik in der Pflegepraxis, Bern 2003 (Nachdruck 2008), 30f. (30).

6   Vgl. Urs Kalbermatten, Alter – Perspektiven einer aktiven Lebensgestaltung, herausgegeben vom Schweizerischen Roten Kreuz, Zäziwil 1998. Der Autor hat seinen Ansatz in vielen Publikationen und Weiterbildungen fortgeführt.

7   Josephine G. Paterson / Loretta T. Zderad, Humanistische Pflege, Bern 1999.

8   Vgl. Ilona Agoston, Menschenwürde in der Pflege. Pflegetheorie und Ethik. Theologische Grundlagen und diakonische Profilierung, Hamburg 2010, 21–23.

darüber hinaus interessant, dass die humanistische Pflege insbesondere den Einsatz von literarisch-philosophischen Werken und die Auseinandersetzung mit ihnen befürwortet. Sie versteht sich selbst als angewandte und darstellende Kunst, die mit dem Rollenspiel im Theater verglichen wird, in der die Pflegekraft, wie der Schauspieler, mit ihrem Können und Einsatz ganz dabei ist und der Patient sich ebenfalls als Subjekt bei der Entfaltung der pflegerischen Möglichkeiten aktiv beteiligt. Diese aktive Beteiligung wird sehr weit gefasst; sie kann beispielsweise auch als eine stille Akzeptanz der Pflegemassnahmen verstanden werden, etwa bei komatösen oder kognitiv beeinträchtigten Menschen. Die humanistische Pflege setzt einen existenziellen Einsatz voraus, d. h. eine aktive, das ganze Sein und Wesen der Pflegekraft umfassende Präsenz, die sich auf die Pflege als Beziehungsgeschehen einlässt, bei dem zwei gleichwertige Personen in einen Dialog miteinander treten, dessen Grundwert in der Würde eines jeden Menschen liegt.[9]

In der Pflegetheorie des *Caring* von Jean Watson wird Pflege als menschliche Zuwendung verstanden.[10] Pflege ist demgemäss vor allem auch humanwissenschaftlich verpflichtet und somit integriert die Autorin in ihrem Entwurf Kunst, Ethik, Ästhetik, Sozial- und Verhaltenswissenschaften. Watson zufolge geht es in der zwischenmenschlichen Zuwendung während des Pflegeprozesses darum, das moralische Ideal und das Grundanliegen der Pflege zu realisieren, nämlich die Menschenwürde zu schützen und zu bewahren.[11] Die Autorin geht von einem anthropologischen Verständnis aus, in dem der Mensch als eine Einheit von Körper, Geist und Seele wahrgenommen wird. Somit ergänzt sie die sich zunächst am naturwissenschaftlich-medizinischen Modell orientierende Pflege um die Dimension der Spiritualität und der Moral.[12] «Zentrale Merkmale des von ihr entwickelten Wertesystems sind Respekt vor den Menschen und dem Geheimnis des menschlichen Lebens, Anerkennung der spirituellen Dimension des Lebens und der Lebenskraft, die Wachstum und Änderung hervorruft, sowie Anerkennung der im Pflegeprozess beteiligten Personen als gleichberechtigte

---

9   Vgl. Agoston 2010 (Anm. 8), 25.
10 Jean Watson, Pflege. Wissenschaft und menschliche Zuwendung, Bern 1996. Die Autorin hat ihren Ansatz in revidierten Werken fortgeführt; vgl. die letzte Version: Jean Watson, Nursing. The Philosophy and Science of Caring, 2., revidierte Ausgabe, Massachusetts 2011.
11 Vgl. Agoston 2010 (Anm. 8), 27.
12 Vgl. Agoston 2010 (Anm. 8), 29.

Partner.»[13] Auch die Pflegetheorie von Jean Watson setzt eine Grundhaltung bei den Pflegefachkräften voraus, die menschliche Zuwendung und Fürsorge als wichtig erachtet. Liebe, Nächstenliebe, Humanismus oder Altruismus können verschieden inspiriert sein und in unterschiedlichen philosophischen Richtungen gründen, wichtig dabei ist jedoch, dass sie in konkreten pflegerischen Handlungen erkennbar werden.[14]

Beide Ansätze vertreten ein Menschenbild, das insbesondere für Menschen im vierten Lebensalter bedeutsam und relevant ist, zugleich aber von hohen Idealen ausgeht, die im Pflegealltag immer wieder an Grenzen stossen.

3. Die Menschenwürde von Hochbetagten

Will Pflege von der Praxis der Menschenwürde von Hochbetagten im Pflegealltag sprechen, muss sie sich jedoch unweigerlich auch fragen, um welche Würde es sich dabei handelt. Wie jeder und jede bedürfen Menschen auch im hohen Alter, in ihrer ganzen Person und aufgrund ihres gelebten Lebens in ihrer Würde anerkannt zu werden. Was aus den Pflegetheorien hervorgeht und eigentlich selbstverständlich sein müsste, scheint jedoch gefährdet zu sein, wenn es sich um hochbetagte, fragile, pflegebedürftige, multimorbide und kognitiv beeinträchtigte Menschen handelt. Aufgrund dieser Gefährdung bedarf es einer grundlegenden Reflexion über die Menschenwürde der Hochbetagten[15] auch aus der Sicht der Pflege. Die Ausführungen des Schweizer Theologen Heinz Rüegger über ein differenziertes Verständnis von Menschenwürde können dabei hilfreich sein. Einerseits ist von der *inhärenten Menschenwürde* die Rede, nämlich von jener Würde, die jedem Menschen qua Mensch gegeben ist. Sie ist *unveräusserlich* und kann niemandem, auch nicht einem fragilen oder kognitiv beeinträchtigten Hochbetagten, abgesprochen werden.[16]

Diese Würde haben die Pflegenden in jeder Situation und bei jedem Krankheitszustand wahrzunehmen, zu anerkennen, zu schützen und zu verteidigen, wie es aus den oben skizzierten und auch aus den meisten anderen

---

13 Agoston 2010 (Anm. 8), 29.

14 Vgl. Agoston 2010 (Anm. 8), 30.

15 Vgl. Wilfried Härle, Menschenbild und Menschenwürde am Ende des Lebens. Eine Einführung, in: Thomas Fuchs / Andreas Kruse / Grit Schwarzkopf (Hg.), Menschenbild und Menschenwürde am Ende des Lebens, Schriften des Marsilius-Kollegs 2, Heidelberg 2010, 11–26.

16 Heinz Rüegger, Sterben in Würde? Nachdenken über ein differenziertes Würdeverständnis, Zürich 2003, 32–36; ders., Alter(n) als Herausforderung. Gerontologisch-ethische Perspektiven, Zürich 2009, 39–48.

Pflegetheorien hervorgeht. Trotzdem ist es ganz wichtig, dies hier zu betonen, um sich ganz von anderen Tendenzen in der Pflege abzugrenzen, die die Würde von bestimmten Menschengruppen vom Grad ihrer Gesundheit abhängig machen möchten.[17] Die Menschenwürde ist gegeben. Sie kann weder durch Genesung noch mit bestimmten Pflegehandlungen wiederhergestellt werden, sondern durch diese entweder sichtbar gemacht oder missachtet werden.[18]

Im anspruchsvollen Pflegealltag kann die Gefahr bestehen, dass Menschenwürde verletzt wird. In diesem Sinne scheint es mir deshalb auch hilfreich zu sein, wie Heinz Rüegger ausführt, von einer *kontingenten Handlungswürde* zu sprechen, die zum Ausdruck kommt, wenn behandelnde und pflegende Personen in ihrer ganzen Einstellung den Respekt vor der unverlierbaren Würde auch eines schwer leidenden, pflegeabhängigen, demenzkranken Menschen aufrechterhalten. Diese Handlungswürde wird als *kontingent* bezeichnet, weil sie vom Tun und Lassen der Betreuenden, von den bestehenden Rahmenbedingungen und von der persönlichen Haltung in Bezug auf Alter, Fragilität, Leiden, Demenz und Sterben abhängt.[19] Da sich diese Würde, wie oben ausgeführt, im Pflegegeschehen in der Begegnung zwischen Pflegefachperson und Pflegebedürftigem konkretisieren soll, kann sie auch als *relationale Würde* bezeichnet werden. *Kontingent* ist die relationale Würde auch deswegen, weil die *Bedingungen der Möglichkeit* für Pflegende, etwa personelle Ausstattung, genügend ausgebildete Pflegefachpersonen, Zeit, Räumlichkeiten, finanzielle Ressourcen, Weiterbildungsmöglichkeiten usw., nicht in dem Masse gegeben sind, um eine Pflege anbieten zu können, die die Menschenwürde des hochbetagten Pflegebedürftigen hinreichend achtet. Dies würde ich als strukturelle Verletzung der Menschenwürde betrachten, in der die Pflegepersonen alles tun, um zu retten, was zu retten ist, wie unten noch näher auszuführen sein wird.

---

17 Vgl. z.B. Frauke Lanius, Menschenwürde und pflegerische Verantwortung. Zum ethischen Eigengewicht pflegebedürftiger Menschen im Spannungsfeld von moralischem Standpunkt und moralischem Status, Pflegewissenschaft und Pflegeausbildung 6, Göttingen 2010. Die Autorin vertritt die Auffassung, dass zum Schutz der Menschenwürde kognitiv beeinträchtigte Menschen von ihrem Personenstatus entkoppelt werden sollten. Diese vielleicht gutgemeinte Position hätte jedoch meiner Meinung nach verheerende Folgen und würde sich auch auf Menschen mit Lernschwierigkeiten auswirken. Dadurch würde die theoretische Basis entfallen, die Würde für jeden Menschen einzufordern.

18 Vgl. Rüegger 2003 (Anm. 16), 39.

19 Vgl. Rüegger 2003 (Anm. 16), 32–36; ders. 2009 (Anm. 16), 39–48.

Darüber hinaus würde ich aus der Sicht der Pflege noch weiter ausdifferenzieren und auch von einer *gefühlten Würde* und von einer *leiblichen Würde* sprechen. Wenn Würde aus einer Pflegeperspektive als relational bezeichnet wird, dann sind in diesem Pflegegeschehen immer mindestens zwei Personen im Spiel, die mit ihrem ganzen Menschsein, ihrer Lebensgeschichte, ihren Einstellungen und Körper-Erfahrungen in Berührung kommen. Wie Kälte- und Wärmeempfinden nicht allein von der objektiven Messbarkeit abhängen, so hängt das «Würdeempfinden» auch von anderen Faktoren ab, die individuell, lebensgeschichtlich und kulturell bedingt sind und erst im dialogischen Pflegegeschehen mit der betreffenden Person, aber auch unter Einbezug der Angehörigen eruiert werden können. Mit der *gefühlten Würde* kann zum Beispiel verknüpft sein, dass Menschen den Grad des Unabhängigkeitsverlustes beim Verrichten alltäglicher Tätigkeiten oder gar eine Abnahme von Selbstbestimmung und Autonomie auf unterschiedliche Weise und in unterschiedlichem Mass als entwürdigend empfinden können. Hochbetagte Menschen können traumatische Erlebnisse etwa im Krieg oder durch Misshandlungen vielerlei Arten erfahren haben, die durch Pflegemassnahmen aktualisiert werden und die *gefühlte Würde* ungewollt verletzen können.[20] In Bezug auf die *leibliche Würde* sind ebenso viele Unterschiede festzustellen. Was für den einen Pflegebedürftigen kein Problem darstellt, etwa von einem Pflegefachmann bzw. von einer Pflegefachfrau behandelt zu werden, kann von anderen als Missachtung der *leiblichen Würde* empfunden werden, etwa von Muslimen.[21]

4. Die Menschenwürde im Pflegealltag

«Die Würde des Menschen und die Einzigartigkeit des Lebens stehen im Zentrum allen pflegerischen Handelns»,[22] so lautet der oberste Grundsatz,

---

20 Vgl. Sandra Schneider, Wie nehmen Pflegende Traumatisierung in der Vorgeschichte der Bewohnerinnen und Bewohner wahr? Eine Untersuchung im Langzeitbereich, Masterarbeit zur Erlangung des MAS in «Palliative care, Kommunikation und Ethik am Ende des Lebens», IUKB, Sion 2009, 54–58 (http://static.twoday.net/palliativpflege/files/traumatisierung_in_der_vorgeschichte.pdf [30.04.2013]). Schneider berichtet eindrücklich zum Beispiel von einer alten und an Demenz erkrankten Frau, die sexuelle Misshandlungen im zweiten Weltkrieg erlitten hatte und grosse Angst vor körperliche Berührung in der Pflege zeigte.

21 Vgl. etwa Nevin Altintop, Kultursensible Pflege verlangt flexible Lösungen: Krankenpflege 104/11, 2011, 12–14.

22 SBK (Schweizer Berufsverband der Pflegefachfrauen und Pflegefachmänner), Ethik in der Pflegepraxis, Bern 2003 (Nachdruck 2008), 27.

den es für Pflegende in ihrem Alltag mit pflegebedürftigen Personen mit Inhalt zu füllen gilt.[23] Menschenwürde kann deshalb aus der Sicht der Pflege kein abstrakter Begriff sein, vielmehr muss sie konkret in den zahlreichen pflegerischen Tätigkeiten sichtbar werden, nämlich beim Waschen und Betten, bei der Hilfe zum Aufstehen, bei der Versorgung von Wunden, bei der Medikamentengabe, beim Schmerzmanagement, beim Essenverteilen bzw. -eingeben, beim Zuhören, beim Motivieren und bei vielem mehr. Wie bereits erwähnt, geschieht Menschenwürde in der Begegnung zwischen Pflegefachpersonen und den Pflegebedürftigen und ist relational. Der Patient ist immer zu würdigen, ungeachtet seines Alters und seiner Behinderung.[24]

Allerdings ist diese Würde in Situationen von Schwäche und Fragilität gerade im herausfordernden Pflegealltag mit multimorbiden sehr alten Menschen oder mit kognitiv beeinträchtigten Pflegebedürftigen leicht verletzbar. Das Ideal der Pflegetheorien kann häufig nicht eingehalten werden, was zu einem enormen moralischen Stress bei den Pflegenden führt, denen es nicht gelingt, diese hohen Ideale zu realisieren.[25] Von ihnen wird nämlich ein hohes Mass an fachlicher und menschlicher Kompetenz gefordert, aber häufig stimmen, wie bereits erwähnt, die Rahmenbedingungen nicht. Sie müssen vielen, zum Teil widersprüchlichen Ansprüchen gerecht werden.[26]

---

23 Vgl. Margrit Bachl, Menschenwürde in der Pflege. Den Würdebegriff täglich mit Inhalt füllen: Krankenpflege 104/1, 2011, 19–21 (19).

24 Vgl. ICN-Ethik-Kodex für Pflegende 2003 (Anm. 5), 30f. In der Präambel steht: «Untrennbar von Pflege ist die Achtung der Menschenrechte, einschliesslich dem Recht auf Leben, auf Würde und auf respektvolle Behandlung. Sie wird ohne Rücksicht auf das Alter, Behinderung oder Krankheit, das Geschlecht, den Glauben, die Hautfarbe, die Kultur, die Nationalität, die politische Einstellung, die Rasse oder den sozialen Status ausgeübt.»

25 Vgl. u.a. Debra L. Wiegand / Marjorie Funk, Consequences of clinical situations that cause critical care nurses to experience moral distress, in: Nursing Ethics 19/4, 2012, 479–487. Die meisten Situationen, die bei Pflegefachpersonen *moral distress* verursachen, sind mit dem Ende des Lebens verbunden.

26 Für eine menschenwürdige Pflege, die Zuwendung und Einsatz vonseiten der Pflegenden verlangt, wie es in den Pflegetheorien etwa von Jean Watson gefordert ist, «ist aber die in der Praxis für eine Pflegekraft pro Patient/Bewohner eingeplante Zeit so knapp bemessen, dass eine Umsetzung [...] kaum realisierbar ist. Zuwendung, Massnahmen für Seele und Geist sowie die Betreuungsaktivitäten für Menschen mit Demenz werden nicht in angemessener (sic) Masse anerkannt und vergütet. Auch die Versorgung Schwerstpflegebedürftiger und Sterbender kommt oft zu kurz. In den Pflegeminutenberechnungsrichtlinien der Pflegekassen finden diese keine Berücksichtigung.» Agoston 2010 (Anm. 8), 30.

Gerade in der Pflege mit Hochbetagten sind sie oft konfrontiert mit leidvollen und komplexen Krankheitssituationen, zugleich müssen sie mit Personalmangel, Platzmangel, ökonomischen Restriktionen, Zeitdruck und mangelnder Anerkennung fertigwerden. Trotzdem: Ohne Pflegefachpersonen zu stark idealisieren zu wollen: In der Regel sind sie mit vielen Idealen, Kreativität und Motivation bei ihrer Arbeit. Ich bin deshalb der Meinung, dass Pflegefachfrauen und -männer die Hüterinnen und Hüter der Menschenrechte und der Menschenwürde in ihrem täglichen Engagement für Menschen und auch für Menschen im vierten Lebensalter sind.

Im Sinne der oben erwähnten humanistischen Pflege möchte ich anhand eines literarischen Beispiels, und zwar einiger Passagen aus dem Roman von Doris Lessing «Das Tagebuch der Jane Somers»,[27] im Folgenden verschiedene Aspekte erläutern und vertiefen, wie Menschenwürde im Pflegealltag mit pflegebedürftigen Hochbetagten sichtbar bzw. verletzt werden kann.

II. Menschenwürdiges Pflegen im vierten Lebensalter – Ein notwendiger Perspektivenwechsel

In dem oben genannten, auch nach 30 Jahren immer noch aktuellen Roman von Doris Lessing[28] handelt es sich um eine besondere Beziehung zwischen

---

27 Die Inspiration, mit diesem Text zu arbeiten, habe ich von Helen Kohlen, Geschichten erzählen. Literatur zur Sensibilisierung für ethische Themen der Heilberufe. Ein Beispiel: «Das Tagebuch der Jane Somers» von Doris Lessing: Arbeitsgruppe «Pflege und Ethik» der Akademie für Ethik in der Medizin e.V., «Für alle Fälle …» Arbeit mit Fallgeschichten in der Pflegeethik, Hannover 2005, 175–181. Wie bereits oben erwähnt, befürworten Pflegetheorien den Einsatz von Texten aus der Philosophie und Literatur, da sie aufgrund ihrer Mehrperspektivität auch der komplexen Realität im Pflegealltag gerechter werden können. Gerade für die Ethik in Pflege und Medizin hat der Einsatz von literarischen Texten bereits Tradition. Vgl. etwa Dietmar Mieth (Hg.), Erzählen und Moral. Narrativität im Spannungsfeld von Ethik und Ästhetik, Tübingen 2000; Annette Kern-Stähler / Bettina Schöne-Seifert / Anna Thiemann, Ethik in der Medizin. Literarische Texte für den neuen Querschnittsbereich GTE, Münster 2013.

28 Die britische Schriftstellerin Doris Lessing, geboren 1919 im Iran, erhielt 2007 für ihre engagierte Literatur den Nobelpreis. Sie behandelt in ihren Büchern ethisch relevante Themen wie Rassismus, Frauenfragen und die Altersproblematik wie im *Tagebuch der Jane Somers*. Der Roman, der auch autobiografische Züge trägt, wurde zuerst 1983 unter dem Pseudonym Jane Somers in zwei Teilen, und zwar

Jane Somers, einer Karrierefrau, die für eine Modezeitschrift arbeitet, und *Maudie Fowler,* einer 86-jährigen Frau, die allein in einer kleinen Wohnung mit ihrer Katze wohnt und sich weigert, irgendeine Hilfe vom Sozialamt (Pflege, Haushalthilfe) anzunehmen. Sie würde gern Essen auf Rädern bekommen, aber das wird ihr verweigert, da diese Kosten von der Krankenkasse nicht übernommen werden.

Jane Somers ist immer sehr modisch gekleidet und bevor sie Maudie kennenlernt, hat sie kein Interesse für alte Menschen. Ihre Augen sind zunächst auf junge, attraktive, gutaussehende Menschen gerichtet. Die Begegnung mit der um 40 Jahre älteren Maudie Fowler verändert ihre Betrachtungsweise hingegen völlig. Maudie ist eine eigenwillige Dame, die sehr genau weiss, was sie will, oder besser gesagt, was sie nicht will, zum Beispiel ins Krankenhaus eingeliefert zu werden. Sie trifft Jane in der Apotheke und es gelingt ihr, mit ihr ins Gespräch zu kommen. Daraus entwickelt sich eine tiefgründige und aussergewöhnliche Beziehung.

1. Erste Szene: Die Begegnung in der Apotheke

«Aber hier stand sie neben mir in der Apotheke. Eine kleine, gebeugte Frau mit einer Hakennase, die beinahe das Kinn berührte, in schweren, schwarzen, angestaubten Kleidern und mit einer Art Häubchen auf dem Kopf. Sie sah, dass ich sie anstarrte, hielt mir ein Rezept vor die Nase und verlangte: ‹Was ist das? Lesen Sie mir vor.› Zornige blaue Augen unter vorstehenden grauen Brauen, aber in ihnen lag etwas wunderbar Sanftes. Aus irgendeinem Grund mochte ich sie sofort leiden. Ich nahm das Papier an mich und wusste, dass ich damit viel mehr übernahm.»[29]

Maudie Fowler war beim Arzt, um sich Schmerzmittel verschreiben zu lassen. Auf dem Rezept steht jedoch ein Beruhigungsmittel, Valium. Maudie fühlt sich weder vom verschreibenden Arzt noch vom Apotheker ernst genommen und wendet sich fordernd Jane zu, um das richtige Medikament zu bekommen. Jane setzt sich dafür ein, dass sie ihr Aspirin bekommen kann. Jane ist von einer unbestimmten Sympathie bewegt für diese auf den ersten

---

als *The Diary of a Good Neighbour* und später als *If the Old Could,* veröffentlicht. Vgl. Rosario Arias Doblas, Moments of ageing: The *Reifungsroman* in Contemporary Fiction, in: Brian J. Worsfold (Hg.), Women Ageing Through Literature and Experience, Dedal-Lit 4, Lleida 2005, 3–12 (7); Jeannette King, Discourses of ageing in fiction and feminism. The Invisible Woman, New York 2013, 73–83 (74f.).

29 Doris Lessing, Das Tagebuch der Jane Somers. Roman, München ³1997, 15.

Blick merkwürdig wirkende alte Frau, die im Roman sogar mit einer Hexe verglichen wird. Sie ahnt, dass sie sich damit auf eine Beziehung mit ihr einlässt, die ihr Leben verändern wird.

In dieser ersten Szene können in Bezug auf die Pflege vor allem zwei Aspekte betrachtet werden: (1) Das Verhältnis zwischen Menschenwürde, Hilfsbedürftigkeit und Selbstbestimmung und (2) Partizipative Entscheidungsfindung versus Paternalismus.

1.1 Menschenwürde, Hilfsbedürftigkeit und Autonomie – Versuch einer Verhältnisbestimmung

Für eine Ethik in der Pflege ist es wichtig, zwischen Unabhängigkeit und Autonomie zu unterscheiden,[30] zumal, wie bereits erwähnt, häufig die *gefühlte Würde* davon abhängt. Maudie braucht zwar Hilfe, ist aber in ihrem ganzen Verhalten selbstbestimmt. Angewiesensein auf andere, um bestimmte Verrichtungen auszuüben, wie sich waschen, aufstehen, essen usw., beeinträchtigt nicht die Menschenwürde und heisst nicht, nicht mehr selber entscheiden zu können. Die Menschenwürde eines bettlägerigen, multimorbiden alten Patienten muss nämlich genauso respektiert werden, er muss ebenfalls nach seiner Zustimmung vor einer pflegerischen Handlung gefragt werden wie ein Patient, der mobil ist. Leider wird aber häufig Unabhängigkeit und Autonomie mit Würde gleichgesetzt, zumal alte Menschen ihre zunehmende Abhängigkeit und Krankheit selber als «entwürdigend» empfinden, wie die Untersuchung von Sabine Pleschberger «Bloss nicht zur Last fallen!» gezeigt hat.[31]

In Bezug auf kognitiv beeinträchtigte Hochbetagte muss darüber hinaus nach einem Verständnis von Autonomie gesucht werden, das nicht allein auf die intellektuellen Fähigkeiten reduziert wird. Corine Pelluchon schlägt ein differenzierteres Konzept vor: Grade der Selbstbestimmung. Inspiration für ihre philosophischen Überlegungen hat sie sich in der Pflegepraxis mit an Demenz Erkrankten geholt.[32] Ihr zufolge besitzen Menschen mit kogni-

---

30 «Leider wird das Grundrecht auf Autonomie häufig mit der Fähigkeit verwechselt, die Verrichtungen des täglichen Lebens selbstständig und ohne Hilfe anderer ausführen zu können.» SBK 2003 (Anm. 22), 12.

31 Sabine Pleschberger, «Bloss nicht zur Last fallen!» Leben und Sterben in Würde aus der Sicht alter Menschen in Pflegeheimen, Diss. 2004, Freiburg/Br. 2005.

32 «L'éthique de l'autonomie est un obstacle épistémologique à l'accompagnement des grands vieillards, comme on le voit en constatant le décalage entre le sens que le terme d'autonomie et de dignité ont chez ceux qui prennent soin de ces personnes et le discours dominant. À cet égard, les pratiques des soignants et des

tiven Störungen die Fähigkeit, Wünsche zu äussern, wenn es ihnen auch immer weniger gelingt, eine Hierarchisierung dieser Wünsche vorzunehmen. Sie können aber bei der Ausübung bestimmter Aktivitäten Selbstachtung und Freude empfinden.[33] Die Unabhängigkeit bei der Verrichtung alltäglicher Tätigkeiten und die Autonomie bei Patienten mit kognitiven Störungen zu fördern, stellt eine grosse Herausforderung für Pflegende dar, die Zeit, kommunikative Kompetenz[34] und relationales Engagement verlangt, da jede Person auch in ihrer Demenzerkrankung einzigartig ist.

Der Kreativität ist dabei keine Grenze gesetzt, wie ein Student in seiner Fachmaturitätsarbeit geschildert hat. Bei der täglichen Toilette eines demenzkranken Patienten kann etwa eine Technik des Erklärens in kleinen Sequenzen angewandt werden, wobei jede Handlung in ihrer Abfolge erklärt wird, da der Bewohner immer wieder vergisst, was er tun muss. Wenn jedoch der Bewohner auch auf diese Weise dem Pflegenden nicht mehr folgen kann, kann die Technik des Spiegels angewandt werden, indem die Handlung in ihrer Abfolge vorgeführt wird, damit der Patient sie nachahmen kann. Der Pflegepraktikant beschreibt, wie er dem Bewohner, der sich nicht mehr selbständig die Kleidung aussuchen konnte, zwei oder mehr Kleiderkombinationen vorgelegt hat, damit der Bewohner mit Freude die Kombination wählen konnte, die ihm an diesem Tag am besten gefiel.[35]

Menschenwürde darf nicht auf Autonomie reduziert und Autonomie nicht mit einem selbständigen Verrichten der alltäglichen Aktivitäten verwechselt werden. Es ist wichtig, diesem Missverständnis entgegenzuwirken. Die Menschenwürde ist jedem Menschen eigen und muss Selbstbestimmung und Autonomie eines Hochbetagten unabhängig von seinem Gesundheits- und Geisteszustand berücksichtigen, ohne aber damit gleichgesetzt zu werden. Vielmehr ist Autonomie von der Menschenwürde abzuleiten.

---

aidants sont un point de départ nous aidant à rectifier les conceptions erronées sur lesquelles repose la vie sociale.» Pelluchon 2010 (Anm. 3), 178.

33 Vgl. Pelluchon 2010 (Anm. 3), 178.

34 In der Arbeit mit demenzkranken Patienten müssen bestimmte kommunikative Techniken vonseiten der Pflegenden erlernt werden, um Bewohnern keine Angst zu machen und somit aggressive Reaktionen zu vermeiden und zu ihrem Wohlbefinden beizutragen. Vgl. u. a. Naomie Feil, Validation. Ein Weg zum Verständnis verwirrter alter Menschen, Reinhardts gerontologische Reihe 16, München u. a. ⁷2002.

35 Vgl. Baptiste de Chastonay, Alzheimer. Comment favoriser l'autonomie d'une personne atteinte de la maladie d'Alzheimer tout en protégeant son intégrité physique?, Travail de maturité, Sion 2013, 27f. (unveröffentlicht).

1.2 Partizipative Entscheidungsfindung versus Paternalismus

Die Menschenwürde wird nicht geachtet, wenn nicht die Selbstbestimmung respektiert wird, wie in der oben beschriebenen Szene gezeigt wird. Der Arzt meinte es vielleicht gut, Maudie klagte vermutlich über Magenschmerzen und er wollte ihren Magen nicht mit dem Aspirin belasten – im Verlaufe des Romans stellt sich heraus, dass sie Magenkrebs hat. Er bestimmt aber die Therapie über ihren Kopf hinweg. Er handelt paternalistisch, anstatt sie in ihren Schmerzen ernst zu nehmen und mit ihr nach einer Möglichkeit der Abklärung und der Linderung zu suchen.

Die Schmerztherapie ist gerade bei älteren Menschen, die vor allem an chronischen Schmerzen leiden, meist mangelhaft. Klagende alte Menschen werden leider häufig als störend empfunden und ihre Klagen werden zum Teil auch vonseiten der Pflegenden zu wenig ernst genommen. Für die Betroffenen ist ein solches Verhalten sehr verletzend. Dadurch werden sie nämlich doppelt beschädigt, einerseits werden sie von anhaltenden Schmerzen geplagt, andererseits müssen sie auch noch die tiefe Kränkung ertragen, nicht gehört zu werden. Damit wird auch gegen das Prinzip des Nicht-Schadens verstossen. Trotz der vielen Instrumente, die es erlauben würden, Schmerzen zu evaluieren und die auch für kognitiv beeinträchtigte Menschen geeignet sind, werden sie z. T. aufgrund eines Mangels an qualifiziertem Personal zu wenig eingesetzt. Nicht nur Ärztinnen und Ärzte, sondern auch Pflegende meinen oft, besser zu wissen, was für die Pflegebedürftigen gut ist, ohne hinreichend mit ihnen zu sprechen. Bestimmte Patientinnen und Patienten wissen oft selber, welche Medikamente ihnen guttun und fühlen sich bevormundet, wenn diese abgesetzt und neue verordnet werden, ohne dass sie hinreichend über die Gründe informiert sind und diese auch verstanden haben. Ältere Menschen meinen dann auch selber, dass zum Altsein Schmerzen gehören, sie sind häufig prinzipiell gegen jede Medikamentierung und geben es auf, nach einer geeigneten Schmerztherapie zu fragen. Schmerzen zermürben, senken die Lebensqualität und können zur Verzweiflung führen. Es muss deshalb nicht gross ausgeführt werden, dass eine mangelnde Schmerzbekämpfung ebenso wie eine paternalistische Haltung die Menschenwürde verletzt. Der einzige Weg ist eine partizipative Entscheidungsfindung in Bezug auf Medikamente und Schmerztherapie, was von Ärztinnen, Ärzten und Pflegenden Zeit und grosse kommunikative Fähigkeiten erfordert.

2. Zweite Szene: Die stille Aufforderung mitzugehen

Nachdem Maudie ihre Schmerzmittel und Jane ihre Kosmetika bekommen und bezahlt haben, gehen sie aus der Apotheke. Jane spürt eine stille Aufforderung, Maudie bis zu ihrer Wohnung zu folgen.

> «Ich passte meinen Schritt dem ihren an und verliess den Laden mit ihr. Auf der Strasse schaute sie sich nicht nach mir um, trotzdem war da so etwas wie eine Aufforderung. Ich ging neben ihr her. Es war schwer, so langsam zu gehen. Normalerweise renne ich fast, aber vor diesem Tag hatte ich das nicht gewusst. Sie nahm einen Schritt, hielt inne, betrachtete das Pflaster, dann wieder einen Schritt. Mir kam in den Sinn, wie ich sonst jeden Tag die Strasse entlanghastete und nie Mrs. Fowler bemerkt hatte, dabei musste sie in der Nähe wohnen. Und jetzt schaute ich die Strasse hinauf und hinunter und sah alte Frauen. Auch alte Männer, aber grösstenteils Frauen. Sie gingen langsam vor sich hin. Sie standen paar- oder grüppchenweise zusammen und unterhielten sich. Oder sie sassen auf der Bank an der Ecke unter der Platane. Ich hatte sie nie bemerkt. Weil ich Angst davor hatte, wie sie zu werden. Ich hatte Angst, wie ich da neben ihr herging. Das kam von ihrem Geruch, einem süsssauren, muffigen Geruch. Ich sah das Schwarze auf ihrem Greisinnenhals und den Händen.»[36]

Der Text macht auf die Notwendigkeit der Verlangsamung aufmerksam. Doris Lessing arbeitet stark kontrastiv: Es ist hier von zwei Geschwindigkeiten die Rede. Die Eile und die Hektik, die Jane täglich lebt – ein Bild für das Gehetztsein in unserer Gesellschaft –, die für die Realität der alten Menschen blind macht und somit auch ihre Menschenwürde verletzt. Gegenübergestellt ist die Langsamkeit der alten Dame, die auf diese andere Wirklichkeit des Menschseins aufmerksam macht. Nur indem sich Jane dem Schritt von Maudie anpasst, wird sie sich dieser Verdrängung und ihrer Ängste bewusst. Die alten Menschen werden somit ein Spiegel für eine Gesellschaft, die ihren Blick einseitig auf die Jungen und Schönen (und Gesunden) richtet, was jedoch nicht das Ganze der *conditio humana* darstellt.[37] In diesem Sinne stellen die alten Menschen ein Moment der Wahrheit dar, indem sie uns zwingen, die Wirklichkeit genauer anzuschauen.[38] Zum Menschsein gehören «Erfahrungen von Grenzen, von Leiden, Schwäche und Abhän-

---

36 Lessing 1997 (Anm. 29), 16.

37 Vgl. auch Ulrich H. Körtner, Das Menschenbild der Leistungsgesellschaft und die Irritation der Demenz, in: Zeitschrift für Medizinische Ethik 58, 2012, 3–22.

38 Pelluchon 2010 (Anm. 3), 175.

gigkeit, Erfahrungen davon, anderen phasenweise auch zur Last zu fallen».[39] Heinz Rüegger zufolge ist es unumgänglich, «das grundlegende Verwiesensein jedes Menschen in seiner Verletzlichkeit und Fragilität auf die Hilfe durch andere als ein konstitutives Element echten Menschseins anzuerkennen».[40]

Bei dieser zweiten Szene möchte ich in Bezug auf die Pflege vor allem auf folgende zwei Aspekte eingehen: (1) auf die Auswirkungen auf die Pflege mit alten Menschen und (2) auf die tägliche Herausforderung der Pflege, die zwei Geschwindigkeiten in den Griff zu bekommen.

2.1 Auswirkungen auf die Pflege mit alten Menschen
Die gesellschaftliche Ausblendung eines Teils unserer menschlichen Realität, nämlich die des Alterns, hat erhebliche Folgen auch für die Pflege von Betagten. Wenn alte Menschen marginalisiert werden, so wirkt sich das auch auf die Pflegefachpersonen aus, die mit dieser Menschengruppe arbeiten. Ihnen wird wenig Anerkennung entgegengebracht, zumal der Mythos besteht, dass jede und jeder in der Pflege mit Betagten arbeiten kann. Die Realität zeigt jedoch, dass es ganz anders ist. Die Devise lautet «ambulant vor stationär», was auch alten Menschen entgegenkommt. Diese bleiben so lange wie möglich in der vertrauten häuslichen Umgebung und werden von Hausärzten und Spitex versorgt. In ein Pflegeheim werden sie erst eingeliefert, wenn der Pflegebedarf sehr hoch ist, nämlich bei Mehrfacherkrankungen. In Alten- und Pflegeheimen befinden sich deshalb zunehmend Bewohnerinnen und Bewohner mit komplexeren Krankheitsbildern; sie haben vielleicht eine kardiovaskuläre Krankheit, zugleich sind sie an Krebs erkrankt und haben rheumatische Beschwerden oder/und sind kognitiv beeinträchtigt.[41] Angesichts des Mangels an qualifiziertem Personal und der eingeschränkten finanziellen Ressourcen führt dies zu Überforderung. Innerhalb der Pflege ist aus verschiedenen Gründen die Arbeit in einem Alten- und Pflegeheim nicht sehr attraktiv. Die Grundversorgung wird vor allem durch Hilfspersonal verrichtet. Das ausgebildete Pflegepersonal, vielfach eine Pflegefachperson pro Abteilung, ist, obwohl sie auch für die Pflege eingeteilt ist, ganz von Leitungsfunktionen und Dokumentationen absorbiert,

---

39 Rüegger 2009 (Anm. 16), 49.
40 Rüegger 2009 (Anm. 16), 50.
41 Vgl. Nationale Strategie Palliative Care 2013–2015, herausgegeben vom Bundesamt für Gesundheit (BAG) und der Schweizerischen Konferenz der kantonalen Gesundheitsdirektorinnen und -direktoren, 32 (http://www.bag.admin.ch/themen/medizin/06082/10907/index.html?lang=de [30.04.2013]).

sodass sie die Patienten kaum zu Gesicht bekommt, was wiederum zu Frustrationen führt. Wenn auch die Auszubildenden die Arbeit mit alten Menschen in der Regel gern übernehmen, werden sie von den Umständen abgeschreckt und wählen schliesslich lieber andere Pflegebereiche.

2.2 Die tägliche Herausforderung der Pflege, die zwei Geschwindigkeiten in den Griff zu bekommen

Um eine menschenwürdige Pflege zu verrichten, nämlich den anderen in seiner ganzen Person wahrzunehmen, seine Bedürfnisse zu erkennen, Grundpflege und Medikation in Ruhe durchzuführen, dabei Veränderungen zu beobachten, die auf eine Verschlechterung des Allgemeinzustands hindeuten könnten, auf Schmerzen und Leiden zu achten und darauf zu reagieren, den individuellen Rhythmus des Einzelnen zu berücksichtigen, zum Beispiel beim Esseneingeben, und vieles mehr, ist es notwendig, dass die Pflegenden, um im Bild zu bleiben, ihren Schritt dem Schritt der zu pflegenden Person anpassen. Dies erfordert eine enorme Kraft, weil in der Regel auf den Abteilungen ein ganz anderer Rhythmus herrscht. Die Zeugnisse der Pflegenden in einem deutschen Altenpflegeheim, die von Petra Schweiger in ihrer Masterarbeit «Wir haben zwar Geduld, aber keine Zeit»[42] gesammelt wurden, sprechen Bände. In den meisten Interviews ist die Rede von Arbeitsverdichtung, Zeitknappheit aufgrund des Personalmangels, Zeitdruck durch gleichzeitig zu Erledigendes und unvorhersehbare Ereignisse: Etwa die Situation, dass eine Bewohnerin erkrankt und der Arzt verständigt werden sollte, ein Angehöriger eine Frage hat und währenddessen das Telefon klingelt; eine Bewohnerin läutet und gleichzeitig sollte noch für einen Bewohner, der Durchfall hat, das Bett neu gemacht werden. Solche Tage sind keine Seltenheit, dann «bleibt die Kommunikation mit den Bewohnern auf der Strecke».[43] So stellt eine Pflegefachfrau beispielweise fest: «Um mit der Arbeit hinterher zu kommen ‹muss man schnell schnell machen›, aber die Bewohner merken sofort, wenn man keine Zeit hat, und werden dann erst recht sperrig oder aufgeregt. Auch könnten die Bewohner nicht so einfach einem Zeitregime unterworfen werden.»[44] Die verheerenden Folgen der Zeitnot in

---

42 Petra Schweiger, «Wir haben zwar Geduld, aber keine Zeit». Eine Ethnografie subjektivierter Arbeitsstile in der ökonomisierten Altenpflege, Münchner ethnographische Schriften 9, München 2011.

43 Schweiger 2011 (Anm. 42), 57f.

44 Schweiger 2011 (Anm. 42), 58.

Bezug auf eine menschenwürdige Pflege zeigen sich in erschreckender Weise beim Essengeben, wie die folgende Passage zeigt:

«Eigentlich möchte man ja, dass es ihr [der Bewohnerin] schmeckt, und ich sollte schon beim Nächsten sein. Und dann schiebt man [das Essen] unweigerlich [in den Mund]. Und dann eben der Punkt – also das ist die Praxis –, dass man dann halt doch mit einer schon gestrichenen Marmeladensemmel weggeht [und] zu irgendeinem Brei oder so [übergeht]. Immer der Grenzgang [...]: Ich denke, die könnte jetzt die Marmeladensemmel auch essen, aber ich pack's einfach nicht, ja. Und dann lieber Griessbrei mit einigermassen Ruhe, statt die Marmeladensemmel rein zu schieben. Und da muss man wirklich auch abwägen. Die Bewohnerin hat ja auch nichts davon [...] – ja also da schmeckt die ja nichts mehr.»[45]

Dieses Beispiel zeigt, was es bedeutet, wenn Zeitdruck und Zeitnot Pflegende dazu zwingen, auf die erforderliche Musse zu verzichten, abgesehen vom Faktum, dass sich der Kiefer zurückbildet und die Kaufunktion verloren geht, wenn die Bewohner ihre Zähne nicht benutzen.[46]

Diese Situationen sind auch in Pflege- und Altenheimen der Schweiz bekannt. Die Pflegenden selbst leiden stark darunter, dass sie ihre Arbeit nicht nach ihrer Vorstellung von einer «guten Pflege» verrichten und den Bewohnerinnen und Bewohnern die nötige Zeit und Aufmerksamkeit schenken können. Sie versuchen, das Beste daraus zu machen, aber nur wenige halten es auf die Länge aus. Die Folgen sind bekannt: Ausstieg aus dem Beruf.

3. Dritte Szene: Die Entstehung einer folgenreichen Beziehung

Jane folgt Maudie in ihre Wohnung, die sich in einem desolaten Zustand befindet. Sie ist feucht, schmuddelig, schmutzig und vor allem hat sie einen penetrant üblen Geruch.

«Mrs. Fowler trug eine betagte braune Teekanne und zwei recht hübsche alte Porzellantassen mit Untertassen herein. Nie hat mich etwas so viel Überwindung gekostet wie aus der schmuddeligen Tasse zu trinken. Wir sprachen nicht viel, ich wollte keine direkten Fragen stellen, und sie bebte vor Stolz und Würde. Die ganze Zeit streichelte sie die Katze [...] und dann sagte sie, ohne mich dabei anzusehen: ‹Als ich jung war, hatte mein Vater seinen eigenen Laden, und später

---

45 Schweiger 2011 (Anm. 42), 11.
46 Vgl. ebd.

hatten wir ein Haus in St. John's Wood, und ich weiss schon, wie alles sein sollte.›»[47]

Als Jane gehen möchte, fragt Maudie, ob sie sie wiedersehen würde. Jane schlägt zur Zufriedenheit *Maudies* den Samstag vor und resümiert für sich: «Und einen Augenblick lang herrschte zwischen uns eine Vertrautheit: das ist das richtige Wort.»[48]

Trotz der prekären Wohnsituation lässt Maudie die modebewusste Jane zu sich in ihre Wohnung und lässt sie zaghaft an ihrem Leben teilhaben. Jane tastet sich ebenfalls vorsichtig an Maudie heran. Es entsteht ein erster Moment der Nähe zwischen den beiden. Daraus wird sich eine besondere Beziehung und Freundschaft entwickeln, die die Voraussetzung schafft, dass sich Maudie von Jane helfen und pflegen lässt.

In Bezug auf die Pflege möchte ich aufgrund dieser dritten Szene auf zwei Aspekte eingehen, nämlich darauf, (1) dass es wichtig ist, alte Menschen in ihrer ganzen Person und Lebensgeschichte wahrzunehmen, und (2) dass Beziehung und Zuwendung Voraussetzung für eine menschenwürdige Pflege sind.

3.1 Alte Menschen in ihrer ganzen Person und Lebensgeschichte wahrnehmen

Doris Lessing schildert gekonnt die vorsichtige Annäherung dieser zwei ungleichen Frauen. Jane, makellos gekleidet, passt überhaupt nicht in diese heruntergekommene Wohnung und muss sich selber überwinden – sie hat vor allem Ekelgefühle vor so viel Schmutz. Maudie scheint sich der eigenen Situation bewusst zu sein. Die Tassen sind zwar betagt und schmuddelig, aber hübsch und aus Porzellan, sie deuten auf eine andere Lebensgeschichte. Maudie «bebte vor Stolz und Würde», sie möchte kein Mitleid. Sie weiss, wie es auch anders sein könnte. Sie ist nicht nur die alte Frau, die sich jetzt in einem armseligen Zustand befindet, sie hat auch ein anderes Leben gehabt. Der Vater hatte einen Laden, die Familie besass ein eigenes Haus, sie weiss, «wie alles sein sollte». Die gegenwärtig gewordene Vergangenheit der alten Frau schafft eine Brücke zu der jüngeren Frau und führt sie aufeinander zu. Für Jane stellt Maudie eine Herausforderung dar, über das eigene Leben und über das eigene Altwerden nachzudenken, während das Schöne und Attraktive der Jane, ihr Zuhören und ihre Zuwendung bei Maudie Erinne-

---

47 Lessing 1997 (Anm. 29), 17f.
48 Lessing 1997 (Anm. 29), 18.

rungen wachrufen und sie an ihr früheres Leben denken und sich der eigenen Wurzeln bewusst werden lassen. Dieser Austausch beschenkt sie und stellt eine Entfaltungsmöglichkeit für beide dar.

Betagte sind Träger einer ganzen Lebensgeschichte. Jede und jeder ist einmalig und einzigartig, ist durch individuelle und kollektive Ereignisse und Erlebnisse geprägt, ist auf die jeweilige individuelle Art und Weise durch Freude und Leid, durch Erfolg und Scheitern durchgegangen und ist zu dem Menschen geworden, der er ist. Vielfach schöpft der alte Mensch seine Energie aus diesem gelebten Leben, um die neuen Schwierigkeiten und Beschwerden zu bewältigen. Für eine menschenwürdige Pflege ist es deshalb wichtig, die betagten Menschen in ihrer biografischen Kontinuität zu betrachten,[49] sie in ihrer ganzen Person und ihrer Individualität wahrzunehmen und ihnen Achtung für ihr Leben entgegenzubringen. Deshalb sollte es in der Pflege Zeiten des Teilens und des Zuhörens geben, damit alte Menschen über ihr Leben erzählen und Erinnerungen wachrufen können. Indem sich alte Menschen für ihr gelebtes Leben geschätzt fühlen, können sie sich auch den pflegenden Personen gegenüber öffnen, Vertrauen entwickeln, sich in der eigenen Bedürftigkeit helfen lassen, etwa in unangenehmen Situationen von Inkontinenz oder beim Verbandwechsel von übelriechenden Wunden, ohne sich in der *gefühlten* oder *leiblichen* Würde verletzt zu fühlen.

3.2 Beziehung und Zuwendung als Voraussetzung für eine menschenwürdige Pflege

Eine weitere Herausforderung für die Pflege von Betagten ist der Umgang mit den unterschiedlichsten Emotionen und Gewohnheiten der Bewohnerinnen und Bewohner wie Niedergeschlagenheit, Aggressivität, Ablehnung, Bedürfnis nach Nähe, Langsamkeit usw., mit unangenehmen Gerüchen und mit Ekel, wie es auch in der oben zitierten Passage erwähnt wird. Eine wichtige Aufgabe der Pflege mit alten Menschen besteht in der Beziehungsarbeit, die Offenheit, Freude sowie Interesse für die andere Person, Zuwendung und Zuhören erfordert, zumal Menschen im hohen Alter meist allein sind. Pflegende übernehmen dann eine Funktion, die sonst Angehörigen zukommt. Jedoch ist dieser fundamentale Teil der Pflegetätigkeit nicht messbar und

---

49 Vgl. auch Alterstheorien der Kontinuität u. a. Richard Lefrançois, Sociologie du vieillissement, in: Marcel Arcand / Réjean Hébert (Hg.), Précis pratique de Gériatrie, St-Hyacinthe ³2008, 53–61 (55f.).

bleibt somit unsichtbar.[50] Beziehungsarbeit und Zuwendung sind mit einer Ökonomisierung der Pflege und mit einer Fallpauschale, die sich vor allem auf den Akt der Pflege beschränkt, inkompatibel.[51] Bei der Dokumentation wird beispielsweise «Beine waschen» eingegeben und der Computer gibt die Zeit an, die für diese Pflegehandlung je nach Pflegestufe aufgewandt werden darf. Wie soll Beziehungsarbeit mit so einem System bemessen werden? Sich auf die Beziehung mit den Pflegebedürftigen einzulassen, ist aber nicht nur für diese wichtig, sondern auch die Quelle von Freude am Pflegeberuf und eine Entfaltungsmöglichkeit für Pflegende, wie aus der humanistischen Pflegetheorie von Josephine G. Paterson und Loretta T. Zderad hervorgeht[52] und Pflegende auch selber berichten. Eine Studentin schreibt in ihrer Bachelorarbeit treffend: «Die professionelle Rolle und die Pflegetätigkeit erlauben eine Beziehung zu erleben, die auf Vertrauen, Verständnis, Zuhören und Austausch mit dem Pflegebedürtigen gegründet ist. In der Tat, von dieser Beziehung zwischen der pflegenden und gepflegten Person kann eine grosse Befriedigung ausgehen, nämlich die eines Austausches, dass es einem gelungen ist, ein bisschen Leben, Wärme und Freude in den Alltag eines Menschen gebracht zu haben. Persönlich ist es mir gerade deswegen wichtig, weil ich eine solche Beziehung leben möchte und mich daher dafür entschieden habe, Pflegefachfrau zu werden.»[53]

Zuhören, Liebe und Zuwendung sind Voraussetzung dafür, dass das Pflegegeschehen zu einer echten Begegnung und zu einem Austausch werden kann und damit Pflegenden und Gepflegten Entfaltungsmöglichkeiten erlaubt. Denn auch im vierten Lebensalter wollen Menschen leben. Mit ihnen das Leben zu teilen, kann auch für Pflegende eine Bereicherung werden, wenn die Voraussetzungen dafür gegeben sind.

---

50 Vgl. Christel Kumbruck / Mechthild Rumpf / Eva Senghaas-Knobloch (Hg.), Unsichtbare Pflegearbeit. Fürsorgliche Praxis auf der Suche nach Anerkennung, Berlin 2010.

51 Vgl. Themenheft, Die Pflege im Visier der Ökonomen, in: Krankenpflege 105/10, 2012.

52 Vgl. oben, 2.

53 Delphyne Beytrison, Le concept de l'humanitude dans les soins auprès des personnes âgées atteintes d'une démence d'Alzheimer – Relation soignant-soigné, Travail de Bachelor, HES-SO Valais, Sion 2012, 8 (unveröffentlicht); eigene Übersetzung.

III. Abschliessende Gedanken

In der westlichen Welt wird ein Menschenbild propagiert, das vor allem auf schönes, sportliches und gesundes Aussehen, Leistungsfähigkeit, Effizienz und Kompetitivität abhebt. Dabei bleiben Menschen, die diesem Modell nicht entsprechen, aussen vor. So muss für Hochbetagte, die eine zunehmende Abnahme ihrer physischen und geistigen Kraft erleben, eine ständige Konfrontation mit diesem Ideal in besonderer Weise ihr Selbstwertgefühl und ihre Würde verletzen. Will sich die Pflege mit der Menschenwürde Hochbetagter befassen, so muss sie nach anderen Entwürfen Ausschau halten und davon ausgehen, dass zum Menschsein auch Grenzen und Angewiesensein gehören. Pflegetheorien bieten Modelle an, denen ein umfassendes Menschenbild zugrunde liegt. Sie betrachten den Pflegeprozess als ein relationales Geschehen, in dem pflegende und gepflegte Personen als Partner in einen Kontext von Gesundheit und Krankheit treten, wobei die unveräusserliche Würde jedes Menschen als Grundwert gilt und in konkreten Pflegehandlungen realisiert werden soll. Dieser Anspruch stösst jedoch immer wieder an Grenzen, wenn nämlich die Arbeitsbedingungen für eine menschenwürdige Pflege mit multimorbiden Hochbetagten nicht gegeben sind. Pflegende tragen dafür eine hohe Verantwortung, indem sie sich als Anwältinnen und Anwälte für die Menschenwürde ihrer Patientinnen und Patienten im hohen Alter einsetzten. Die Pflege allein wird jedoch ohne ein Umdenken der gesamten Gesellschaft den zukünftigen Herausforderungen nicht standhalten können, sie muss die nötigen Ressourcen bekommen, damit Menschenwürde in einem zunehmend herausfordernden Pflegealltag mit Hochbetagten realisiert werden kann.

Melanie Werren

‹Sein in der Begegnung›
Reflexion eines relationalen Würdekonzepts für Menschen mit Demenz

I. Einleitung

1. Hinführung zum Thema

Die historische Entwicklung hin zu einer Gesellschaft der Langlebigkeit hat ihren Preis. Dies zeigt sich insbesondere an der exponentiellen Zunahme der Demenzerkrankungen bei zunehmendem Alter.[1] François Höpflinger und Valérie Hugentobler gingen 2003/2004 davon aus, dass von den MENSCHEN mit Demenz 8 Prozent jünger als 70 Jahre waren, 28 Prozent waren zwischen 70- und 79-jährig und 64 Prozent 80-jährig und älter. Bei den über 90-Jährigen wurde jedoch eine Abflachung dieses Trends beobachtet, sodass in einer Studie von Genf und Zürich in den Jahren 1995/96 nur eine Prävalenz von 25 Prozent festzustellen war.[2]

Nach Heinz Rüegger hängt gerade angesichts dieser Zahlen das Krankheitsbild *Demenz* wie ein Damoklesschwert über unserer immer weiteralternden Gesellschaft.[3] Es stellt sich nun die Frage, ob unsere Gesellschaft auf diese Entwicklung vorbereitet ist. Tom Kitwood spricht von einer verheerenden Inkompetenz gegenwärtiger Gesellschaften im Umgang mit der Herausforderung *Demenz*.[4] In einer Gesellschaft, in welcher Produktivität, Rationalität und Autonomie gross geschrieben werden, stellt nach Rüegger eine

---

1 Vgl. Heinz Rüegger, Alter(n) als Herausforderung. Gerontologisch-ethische Perspektiven, Zürich 2009, 143f.

2 Vgl. François Höpflinger / Valérie Hugentobler, Pflegebedürftigkeit in der Schweiz. Prognosen und Szenarien für das 21. Jahrhundert (Buchreihe des Schweizerischen Gesundheitsobservatoriums), Bern u. a. 2003/2004, 66f.: Es herrscht Unklarheit darüber, ob diese Abflachung auf genetische und soziale Selektionseffekte – nur Gesunde überleben überhaupt so lange – oder auf ein Stichprobenproblem bei den Höchstbetagten zurückzuführen ist.

3 Vgl. Rüegger 2009 (Anm. 1) 145.

4 Vgl. Tom Kitwood, Demenz. Der personenzentrierte Ansatz im Umgang mit verwirrten Menschen, Bern ²2002, 69.

Demenzerkrankung all das in Frage, was als gut und erstrebenswert gilt:[5] «Demenz stellt den absoluten Gegensatz zu unserem anthropologischen Idealbild dar, ist eine Kränkung aller Bilder, die wir uns von einem guten Leben und gelingenden Altern machen, indem sie nicht nur einen letztlich tödlichen Verlauf nimmt, sondern den innersten Kern unserer geistigen Identität angreift.»[6]

Aus der Abwehr dieser Perspektive können in der Gesellschaft Verdrängungsstrategien resultieren, die zur Ausgrenzung von MENSCHEN mit Demenz führen können.[7] Dies hat zur Folge, dass MENSCHEN mit Demenz im Verlauf ihrer Erkrankung zunehmend aus dem Schutzkonzept der Menschenwürde herausfallen.[8] Auf diese Problemlagen, so die These dieses Artikels, ist sinnvollerweise durch die Entwicklung eines relationalen Würdekonzepts zu reagieren.[9]

2. Ziel, Vorgehen und Gliederung

Es soll in diesem Artikel eine erste Skizze zum Entwurf eines relationalen Würdekonzepts geboten werden. Die Ergebnisse sollen Konsequenzen für die Pflege und Betreuung von MENSCHEN mit Demenz haben.

Hierzu wird nach ersten Vorklärungen im nächsten Abschnitt die gegenwärtige Haltung der Gesellschaft gegenüber dem Thema *Demenz* betrachtet (II). Anschliessend wird eine Auswahl aktueller Pflegeliteratur im Hinblick auf ihren Umgang mit dem Begriff *Würde* untersucht (III), um dann mit Hilfe von Dominik Beckers Werk *Sein in der Begegnung*[10] die Skizze eines relationalen Würdebegriffs zu entwickeln, der in den Diskurs mit den Berufsgruppen, die MENSCHEN mit Demenz betreuen und begleiten, aber auch mit der Gesellschaft, eingebracht werden kann (IV). Diesen relationalen Würdebegriff gilt es für die praktische Arbeit mit MENSCHEN mit Demenz fruchtbar zu machen (V): In einem ersten Schritt soll er für die Gestaltung

---

5   Vgl. Rüegger 2009 (Anm. 1), 146f.

6   Rüegger 2009 (Anm. 1), 147.

7   Vgl. Rüegger 2009 (Anm. 1), 148.

8   Vgl. Rüegger 2009 (Anm. 1), 153.

9   Der vorliegende Aufsatz stellt eine Vorstudie zu einem Promotionsvorhaben im Themenfeld dar, das an der Theologischen Fakultät der Universität Bern verfolgt wird.

10   Dominik A. Becker, Sein in der Begegnung. Menschen mit (Alzheimer-)Demenz als Herausforderung theologischer Anthropologie und Ethik. Überarbeitet und herausgegeben von Georg Plasger (Ethik im Theologischen Diskurs 19), Berlin 2010.

der Begegnung mit Betroffenen konkretisiert werden. In einem zweiten Schritt soll er im Hinblick auf die Betreuung von MENSCHEN mit Demenz, welche ein herausforderndes Verhalten zeigen, angewendet werden. Schliesslich sollen sich die Erkenntnisse in einem pflegeethischen Konzeptentwurf zum Thema *Würde von MENSCHEN mit Demenz* niederschlagen. Ein Schlusswort rundet den Beitrag ab (VI).

3. Vorklärungen

Zuerst ist meines Erachtens in einer Definition zu klären, was unter dem Begriff *Demenz* verstanden wird: «‹Demenz› heisst wörtlich aus dem Lateinischen übersetzt ‹der Geist ist weg›. Gemeint ist aber eine organisch bedingte, im Alter neu auftretende, chronische, (bis jetzt) meistens nicht heilbare, allgemeine Hirnleistungsschwäche, verbunden mit Gedächtnis- und Orientierungsstörungen sowie Persönlichkeitsveränderungen, welche sich negativ auf das zwischenmenschliche Beziehungsnetz des Patienten auswirkt.»[11]

Ein MENSCH mit Demenz wird also von zwei parallel verlaufenden Arten von Veränderungen berührt: Erstens geschieht ein fortschreitendes Versagen geistiger Kräfte wie Gedächtnis, Denken und Verstehen. Zweitens sind Veränderungen im sozialpsychologischen Umfeld feststellbar.[12] In Anlehnung an Kitwood, für den die PERSON mit Demenz und nicht die Person mit DEMENZ im Zentrum steht, wird in diesem Artikel ausschliesslich von MENSCHEN mit Demenz und nicht von Menschen mit DEMENZ gesprochen.[13] Dadurch soll immer wieder sichtbar gemacht werden, dass der Mensch im Zentrum steht und nicht die Krankheit.

Zunächst ist es meiner Ansicht nach unerlässlich, einen Blick auf den Würdebegriff zu werfen. Es handelt sich bei der Menschenwürde nach Ulrich Knellwolf und Heinz Rüegger «um einen Anspruch auf Schutz, Freiheit und Respekt»[14] eines Menschen. Es gibt unterschiedliche Auffassungen darüber, was am Sein des Menschen ihn zum Würdeträger macht. Dabei lassen sich im Wesentlichen zwei Meinungen unterscheiden:

---

11 Manfred Hafner / Andreas Meier, Geriatrische Krankheitslehre. Teil I. Psychiatrische und neurologische Syndrome, 3. vollständig überarbeitete und erweiterte Auflage, Bern u.a. 2000, 45.

12 Vgl. Kitwood 2002 (Anm. 4), 41.

13 Vgl. Kitwood 2002 (Anm. 4), 25. Hier wird von ‹Menschen› gesprochen, weil die Verwendung des Personbegriffs im Kontext von Demenz noch weiterer Klärung bedarf, die an dieser Stelle nicht geleistet werden kann.

14 Ulrich Knellwolf / Heinz Rüegger, In Leiden und Sterben begleiten. Kleine Geschichten. Ethische Impulse, Zürich 2004, 75.

Die Würde des Menschen beruht gemäss der ersten Auffassung auf bestimmten Qualitäten, die der Mensch im Verlauf seines Lebens erwirbt oder die ihm ohne sein Zutun zuteilwerden. Zu diesen Qualitäten gehören z. B. die Erkenntnisfähigkeit, die Sprachfähigkeit, die Verantwortungsfähigkeit, die soziale Stellung oder Fähigkeiten des Organismus.[15] Ein solches Würdeverständnis birgt eine Gefahr: «Mit solcher Sicht verbindet sich folgerichtig die Annahme, der Mensch verliere mit diesen gewordenen psychischen, sozialen oder organischen Qualitäten auch wieder seine Würde (durch sozialen Abstieg; Demenz oder körperliche Hinfälligkeit).»[16]

Die zweite Auffassung geht davon aus, dass dem Menschen seine Würde einzig durch seine Zugehörigkeit zur Gattung *Mensch* gegeben ist.[17] Rüegger nennt die unverlierbare Würde eines Menschen eine der «grössten kulturellen Errungenschaften der abendländischen Geistesgeschichte».[18] Die Menschenwürde ist den meisten Verfassungen moderner Rechtsstaaten vorangestellt.[19] So lautet der Artikel 7 der Bundesverfassung der Schweizerischen Eidgenossenschaft: «Die Würde des Menschen ist zu achten und zu schützen.»[20]

Diese zweite Vorstellung, welche die Menschenwürde allen Menschen – auch MENSCHEN mit Demenz – zuspricht, muss Grundlage dieses Beitrags sein, insbesondere weil nach Rüegger die Verteidigung der Würde von MENSCHEN mit Demenz je länger desto dringender wird, da sie sich immer weniger von selbst versteht und immer mehr von empirischen Fakten wie Gesundheit, Lebensqualität oder Fähigkeiten abhängig gemacht wird.[21] «Dabei geht es nicht – […] – darum, die Würde eines an Demenz Erkrankten ‹herzustellen› (als wäre sie ihm nicht grundsätzlich immer schon als moralischer Achtungsanspruch gegeben), sondern allein darum seine unverlierbare Würde zu respektieren.»[22]

Bevor jedoch ein Würdebegriff entfaltet werden kann, welcher die Vorstellung der unverlierbaren Würde auch von MENSCHEN mit Demenz bein-

---

15 Vgl. Eilert Herms, Art. Würde des Menschen. II. Theologisch, in: RGG⁴ 8, 2005, 1737–1739 (1737f.).
16 Herms 2005 (Anm. 15), 1738.
17 Vgl. Herms 2005 (Anm. 15), 1738.
18 Rüegger 2009 (Anm. 1), 39.
19 Vgl. Rüegger 2009(Anm. 1), 39f.
20 Bundesverfassung der Schweizerischen Eidgenossenschaft, vom 18. April 1999 (Stand am 1. Januar 2011), Art. 7.
21 Vgl. Rüegger 2009 (Anm. 1), 156.
22 Rüegger 2009 (Anm. 1), 159.

haltet, soll ein Blick auf das gegenwärtige gesellschaftliche Demenz-Konzept geworfen werden.

II. Das gegenwärtige gesellschaftliche Demenz-Konzept

Das gegenwärtige gesellschaftliche Demenz-Konzept wird in drei Schritten betrachtet: (1) Pathologisierung, (2) kognitives Paradigma und (3) Vernachlässigung der zweiten Hälfte des Demenz-Prozesses.

1. Pathologisierung

Dominik A. Becker weist auf die sich seit 1970 entwickelnde Pathologisierung der Demenz hin,[23] sodass eine Demenz heute in der Medizin und in der Gesellschaft nahezu fraglos als Krankheit gilt.[24] Die Pathologisierung der Demenz kann auf gesellschaftlicher Ebene Ausgrenzungsprozesse nach sich ziehen: «Die Pathologisierung hat gerade in der Forschung zu einigen Fortschritten geführt; auf gesellschaftlicher Ebene aber inhäriert der Pathologisierung die Gefahr, Menschen mit Demenz aufgrund des mit der Angst vor dem Verlust kognitiver Fähigkeiten möglichst zu vermeidenden ‹Schicksals› der Alzheimer-Krankheit auszugrenzen, indem ihnen implizit oder explizit Würde, Wert und Identität abgesprochen werden.»[25]

Dies lässt auf eine wechselseitige Abhängigkeit zwischen dem medizinischen Demenz-Konzept und den gesellschaftlichen Vorstellungen über das Phänomen *Demenz* schliessen. Als Kernmoment dieser Wechselwirkung identifiziert Becker die Kognitionsfähigkeit, welche sowohl im Zentrum der medizinischen Diagnostik als auch im Zentrum der gesellschaftlichen Wahrnehmung steht.[26] Verena Wetzstein beschreibt diese Wechselwirkung zwischen gesellschaftlichen Werthaltungen und medizinischen Hypothesen folgendermassen: «Durch die gesellschaftliche Dämonisierung und die negative Konnotation schwerer kognitiver Einschränkungen im Alter geschah eine Pathologisierung der Alzheimer-Demenz. Da die Behandlung, Erforschung und Heilung von Krankheiten in den Aufgabenbereich der Medizin fällt, wurde der Medizin die Zuständigkeit für das Phänomen *Alzheimer-Demenz*

---

23 Vgl. Becker 2010 (Anm. 10), 78.

24 Vgl. Verena Wetzstein, Diagnose Alzheimer. Grundlagen einer Ethik der Demenz (Kultur der Medizin 16), Frankfurt/M. u. a. 2005, 118.

25 Becker 2010 (Anm. 10), 79.

26 Vgl. Becker 2010 (Anm. 10), 115.

übertragen. Dadurch wurde sie zur einzigen Wissenschaft, die zuverlässige Aussagen über diese Demenz-Form machen kann. Ihre Erkenntnisse werden von der Gesellschaft als Bausteine für ihr Demenz-Konzept herangezogen. Auf diese Art und Weise, durch Übertragung und Rückübertragung, hat sich das pathologische Konzept der Alzheimer-Demenz immer weiter verfestigt.»[27]

2. Kognitives Paradigma

Die geistigen Abbauprozesse im Alter sind mit Ängsten verbunden, die laut Becker mit gesellschaftlichen Leitvorstellungen von Leistung und Autonomie zusammenhängen, deren Grundlage intellektuelle und kognitive Ressourcen sind.[28] Solche gesellschaftlichen Leitvorstellungen führen zu Ausgrenzungsprozessen bei Menschen, die diese nicht erfüllen.[29] Dahinter steht der Gedanke, dass ein Mensch nur dann ein vollständiger und schutzwürdiger Mensch mit Würde und Identität ist, wenn er bestimmten kognitiven Anforderungen gewachsen ist. MENSCHEN mit Demenz fallen hier durch das Netz:[30] «In dieser Hinsicht stellen Demenzen und ihre Folgen eine Gefahr für Wert, Würde und Identität des Betroffenen dar, die diesem zunehmend abgesprochen werden.»[31]

3. Die Vernachlässigung der zweiten Hälfte des Demenz-Prozesses

Aufgrund der Besonderheit der Alzheimer-Demenz und einer bisher nicht vorhandenen kausalen Therapiemöglichkeit hat sich laut Wetzstein die Medizin vor allem auf die frühen Stadien der Demenz konzentriert.[32] Dies hat zu einer Vernachlässigung der zeitlich langen zweiten Hälfte des Demenz-Prozesses geführt.[33] Dies hat zur Folge, dass gerade die Phasen, in denen die MENSCHEN mit Demenz der Pflege und der Betreuung bedürfen, im gegenwärtigen Demenz-Konzept vernachlässigt werden.[34]

Becker problematisiert in diesem Zusammenhang, dass die Errungenschaften und Einsichten derjenigen, die mit MENSCHEN mit Demenz arbeiten, im Unterschied zu medizinischen Erkenntnissen nicht in den gesellschaft-

---

27 Wetzstein 2005 (Anm. 24), 119.
28 Vgl. Becker 2010 (Anm. 10), 92.
29 Vgl. Becker 2010 (Anm. 10), 102
30 Vgl. Becker 2010 (Anm. 10), 115f.
31 Becker 2010 (Anm. 10), 116.
32 Vgl. Wetzstein 2005 (Anm. 24), 165.
33 Vgl. Wetzstein 2005 (Anm. 24), 161.
34 Vgl. Wetzstein 2005 (Anm. 24), 173.

lichen Diskurs über Demenz vordringen. Er bezeichnet diesen Sachverhalt als «‹Leerstelle› im gegenwärtigen gesellschaftlichen Demenz-Konzept»[35]. Aber gerade diese Erkenntnisse könnten zu einem Abbau von Vorurteilen und Ängsten und damit zu einer Verbesserung der Lebenssituation und zu einer Akzeptanz der Würde von MENSCHEN mit Demenz beitragen.[36] Aus diesem Grund soll nun Literatur betrachtet werden, die gerade in Berufsgruppen, die in die Pflege und Betreuung von MENSCHEN mit Demenz involviert sind, Verwendung findet.

III. Die Verwendung des Begriffs *Würde* in der Pflegeliteratur

Rüegger fordert, jeden Satz, den wir oder andere mit dem Begriff *Würde* formulieren, daraufhin zu prüfen, welches Würdeverständnis er transportiert.[37] Deshalb möchte ich im Folgenden die Verwendung des Würdebegriffs in einer Auswahl gängiger Pflegeliteratur, die seit 2000 veröffentlicht wurde und sich mit dem Thema *Demenz* befasst, betrachten. Es lassen sich meiner Meinung nach zwei Tendenzen feststellen:

Erstens wird der Begriff *Würde* in mehreren Werken zwar verwendet, aber nicht gefüllt: Ingrid Popp nennt als Ziel eines Pflegekonzeptes die Wahrung der Grundrechte, wozu sie auch die Wahrung der Würde von MENSCHEN mit Demenz rechnet. Die Würde wird jedoch nicht definiert.[38] Dawn Brooker spricht davon, dass die Pflege, die MENSCHEN mit Demenz heute zuteil wird, sich nicht auf Vertrauen, Achtung und Würde stützt, ohne den Begriff *Würde* näher zu beschreiben.[39] Svenja Sachweh gibt bei der Beschreibung des angemessenen Umgangs mit MENSCHEN mit Demenz das Achten, Unterstützen und Stärken der Würde an, ohne zu sagen, was sie darunter versteht.[40] Petra Uhlmann und Michael Uhlmann nennen auf die Frage, was MENSCHEN mit Demenz bleibt, u. a. die Würde, wobei sie den

---

35 Becker 2010 (Anm. 10), 21.

36 Vgl. Becker 2010 (Anm. 10), 21.

37 Vgl. Rüegger 2009 (Anm. 1), 46.

38 Vgl. Ingrid Popp, Pflege dementer Menschen, 3. überarbeitete und erweiterte Auflage, Stuttgart 2006, 52.

39 Dawn Brooker, Person-zentriert pflegen. Das VIPS-Modell zur Pflege und Betreuung von Menschen mit einer Demenz, Bern 2008, 37.

40 Vgl. Svenja Sachweh, Spurenlesen im Sprachendschungel. Kommunikation und Verständigung mit demenzkranken Menschen, Bern 2008, 133.

Begriff *Würde* nicht näher bestimmen.[41] Naomi Feil und Vicki de Klerk-Rubin nennen die Validation als Technik, die MENSCHEN mit Demenz hilft, ihre Würde wiederzuerlangen, ohne darauf einzugehen, was sie mit Würde meinen.[42]

In einigen Fällen wird in der Pflegeliteratur der Begriff *Würde* von qualitativen Merkmalen abhängig gemacht: Christoph Held und Doris Ermini-Fünfschilling nennen Selbstwahrnehmung und Selbstkontrolle als Voraussetzungen für die Würde des Menschen.[43] Für sie wirken z. B. saubere und gepflegte Kleidung dem Verlust der Selbstkontrolle und somit dem Verlust der Würde entgegen.[44] Für Carol Bowlby Sifton hat ein Mensch Würde, der Wahlmöglichkeiten hat und Entscheidungen treffen kann.[45] Es ist aber auch festzuhalten, dass in zahlreichen Büchern über die Pflege und Betreuung von MENSCHEN mit Demenz der Begriff *Würde* gar nicht vorkommt.[46]

Insgesamt kann gefolgert werden, dass die Pflege über keinen reflektierten Würdebegriff im Zusammenhang mit MENSCHEN mit Demenz verfügt, der von der Unverlierbarkeit der Würde eines Menschen ausgeht. Im Folgenden soll versucht werden, den Begriff *Würde* inhaltlich zu füllen, sodass er für die Pflege und Betreuung von MENSCHEN mit Demenz Relevanz erhalten kann. Hierzu lässt sich mit Gewinn auf einen theologischen Würdebegriff zurückgreifen, sodass diese Aufgabe in einem Gespräch zwischen der Theologie und der Pflege bearbeitet werden kann. Die Theologie hat eine eigene Perspektive auf den Menschen und kann nun versuchen, einen relationalen Würdebegriff, wie ihn Becker in seinem Werk *Sein in der Begeg-*

---

41 Vgl. Petra Uhlmann / Michael Uhlmann, Was bleibt … Menschen mit Demenz. Porträts und Geschichten von Betroffenen, Frankfurt/M. 2007, 11.

42 Vgl. Naomi Feil / Vicki de Klerk-Rubin, Validation. Ein Weg zum Verständnis verwirrter alter Menschen, 8. überarbeitete und erweiterte Auflage, München 2005, 15.

43 Vgl. Christoph Held / Doris Ermini-Fünfschilling, Das demenzgerechte Heim. Lebensraumgestaltung, Betreuung und Pflege für Menschen mit leichter, mittelschwerer und schwerer Alzheimerkrankheit, Basel u. a. 2004, 28.

44 Vgl. Held / Ermini-Fünfschilling 2004 (Anm. 42), 81.

45 Vgl. Carol Bowlby Sifton, Das Demenz-Buch. Ein Wegbegleiter für Angehörige, Pflegende und Aktivierungstherapeuten, Bern 2008, 97.

46 Vgl. Kitwood 2002 (Anm. 4); Sven Lind, Demenzkranke Menschen pflegen. Grundlagen, Strategien und Konzepte, Bern 2003; Margarete Schneeberger et al., ‹Mutti lässt grüssen …›. Biographiearbeit und Schlüsselwörter in der Pflege von Menschen mit Demenz, Hannover 2008.

nung entwickelt, in den Dialog mit der Pflege einzubringen.[47] Daraus ergibt sich eine Konkretisierung der Fragestellung: Wie kann der Begriff Würde von MENSCHEN mit Demenz von der Seite der Theologie gefüllt werden, sodass er Relevanz für die Pflege und Betreuung von MENSCHEN mit Demenz erhalten kann? Dazu wird im nächsten Abschnitt Dominik A. Beckers Weg zu einem relationalen Würdebegriff nachgezeichnet.

IV. Relationale Würde

Dominik A. Becker entwickelt im Gespräch mit Karl Barth einen relationalen Würdebegriff, wobei er auf die Ausführungen von Barth über die Ehre zurückgreift.[48] Barth versteht die Würde des Menschen einerseits als etwas, was dem Menschen passiv von Gott zukommt, andererseits als etwas, was einen Gestaltungsauftrag, eine Aufgabe, beinhaltet.[49] Diese beiden Dimensionen werden im Folgenden näher betrachtet.

1. Die Ehre des Menschen als «Reflex der Ehre Gottes»
Von einer menschlichen Ehre kann man, so Barth, nur unter der Voraussetzung sprechen, «dass Gott sie ihm zuspricht und verleiht»[50]. Von der Ehre kann folglich nur als «Reflex der Ehre Gottes»[51] gesprochen werden. Barth redet von dieser Dimension der Ehre in einem doppelten Sinne:

Die Ehre des Menschen als Geschöpf zeigt sich erstens darin, dass Gott selber in Jesus Christus Mensch wird und sich damit den Beschränkungen der Geschöpfe unterzieht.[52] Gott erniedrigt sich also in Jesus Christus um

---

47 Vgl. Becker 2010 (Anm. 10), 128. Die Probleme, die sich durch die Verwendung eines christlichen und damit zunächst partikularen Ansatzes ergeben, bedürfen selbstverständlich weitergehender Aufmerksamkeit.

48 Vgl. Becker 2010 (Anm. 10), 9. Barth schliesst seine Ethik der Schöpfungslehre (KD III/4) mit Erwägungen zur Ehre; Becker (Anm. 10), 218. Er verwendet den Begriff *Würde* an einigen Stellen seiner Ausführungen zur Ehre; ein eigenes Kapitel zur Würde findet sich in seinem Werk jedoch nicht; Becker 2010 (Anm. 10), 226. Das Verhältnis von ‹Würde› und ‹Ehre› bei Barth und Becker bedarf weiterer Klärung, die den Rahmen dieses Aufsatzes sprengen würde, aber im Kontext des Promotionsvorhabens geleistet werden soll.

49 Vgl. Becker 2010 (Anm. 10), 217.

50 Karl Barth, Kirchliche Dogmatik III/4, Zürich 1992/1993 (Original 1951), 751.

51 Barth, KD III/4 (Anm. 50), 748.

52 Vgl. Barth, KD III/4 (Anm. 50), 752.

des Menschen willen. Er leidet, wird gekreuzigt und stirbt. Nach Barth of-
fenbart Gott gerade in dieser «höchsten Erbärmlichkeit»[53] seine Ehre: «Und
wie könnte sie andererseits angesichts dieser Begründung übersehen, vergessen, geleugnet, wie könnte die ‹Menschenwürde› von hier aus auch dem
erbärmlichsten Menschen abgesprochen werden? Wo die Ehre Gottes selbst
die Ehre dieses in höchster Erbärmlichkeit ans Kreuz genagelten Menschen
gewesen ist!»[54] Wenn sich Gottes Ehre in dieser erbärmlichen Situation zeigt,
dann dürfen auch Menschen in der höchsten Erbärmlichkeit nicht von der
Ehre Gottes ausgeschlossen werden.[55]

Die Ehre des Menschen gründet nach Barth zweitens darin, dass Gott
sich selbst zum Gott der Menschen und dadurch den Menschen zu seinem
Bundespartner bestimmt hat.[56] Die Berufung des Menschen zum Bundespartner Gottes konstituiert somit seinen Wert und seine Würde. Zum Bundespartner aber erwählt Gott den ganzen Menschen und nicht nur einzelne
Fähigkeiten und Leistungen:[57] «Ein nicht (oder nicht mehr) arbeits-, erwerbs-,
genussfähiges, vielleicht nicht einmal mehr kommunikationsfähiges menschliches Leben ist darum kein ‹lebensunwertes› Leben: am allerletzten darum,
weil es zum Leben des Staates keinen erkennbaren aktiven Beitrag leisten,
sondern diesem direkt oder indirekt nur zur Last fallen kann. Was der Wert
eines solchen Lebens ist, das ist Gottes Geheimnis, an dem seine Umgebung
und die menschliche Gemeinschaft im Ganzen vielleicht in der Tat direkt
gar nichts zu entdecken findet, das mit einer gewaltsamen Negation aufzu-
lösen sie aber auf gar keinen Fall befugt ist. Wer sieht denn in das Innere
und Eigentliche eines solchen Menschenlebens? Wer kann denn wissen, ob
es vor Gottes Augen nicht viel köstlicher ist und ob es nicht in der Ewigkeit
als viel herrlicher offenbar werden wird als das von hunderten der dem
Staat so teuren gesunden Arbeiter und Bauern, Techniker, Wissenschaftler,
Künstler und Soldaten?»[58]

Auch das Leben eines MENSCHEN mit Demenz steht also nach dieser
Aussage Barths unter der Erwählung Gottes.[59]

---

53 Becker 2010 (Anm. 10), 221.
54 Barth, KD III/4 (Anm. 50), 752.
55 Vgl. Becker 2010 (Anm. 10), 221.
56 Vgl. Becker 2010 (Anm. 10), 129.
57 Vgl. Becker 2010 (Anm. 10), 188.
58 Barth, KD III/4 (Anm. 50), 483.
59 Vgl. Becker 2010 (Anm. 10), 188.

Für die Ehre des Menschen lassen sich aufgrund seiner Berufung zum Bundespartner Gottes drei Konkretionen ableiten:

1. Weil Gott den Menschen als seinen Bundespartner erwählt, behaftet er ihn mit der Ehre des Dienstes.[60] Dieser Dienst, in den Gott den Menschen beruft, beinhaltet, «dass er, in seiner beschränkten Zeit und an seinem beschränkten Ort sein Zeuge sei».[61] Somit kommt dem Menschen – und nicht etwa durch ein Vermögen, eine Leistung oder eine Fähigkeit – gegenüber allen Geschöpfen die besondere Anerkennung und Auszeichnung des Zeugendienstes zu. Diese Bestimmung bekommt der Mensch von Gott; er bringt sie also nicht selbst hervor.[62]

2. Weil der Mensch nicht ohne seine Beziehung zu Gott sein kann, kann es kein Sein – und damit auch keine Ehre – des Menschen ausserhalb dieser Beziehung geben:[63] «Der Mensch ‹ist› und ‹hat›, indem der lebendige Gott als solcher sein Lebenspartner ist und ihn hat. So allein kann er auch ehrenhaft sein und Ehre haben.»[64] Dadurch, dass die Ehre in Gottes Hand bleibt, wird sie grundsätzlich gesichert und garantiert. Sie bleibt dem Menschen somit entzogen.[65]

3. Folglich entscheidet Gott über die Gestalt dieser Ehre. Die Ehre richtet sich nicht nach den Vorstellungen des Menschen, vielmehr kann der Mensch sie «aber gerade nur so haben wollen, wie es seinem Dienst angemessen ist, wie sie ihm, indem er seinen Dienst tut, von Gott zukommt».[66]

2. Würde als Gestaltungsauftrag

Auch wenn der Wert und die Würde eines Menschen ausserhalb des menschlichen Verfügungsbereichs liegen, sind sie nach Barth dem Menschen doch zugleich als Gestaltungsauftrag aufgegeben.[67] Die Vorstellung der Ehre als Gestaltungsauftrag lässt sich vor allem vom Gedanken des Zeugendienstes, wie er in IV.1 entwickelt wurde, ableiten. Der zum Zeugendienst berufene und so geehrte Mensch steht also vor der Frage: «Was tust du, um ihnen, den Anderen, zu ihrer Ehre zu verhelfen?»[68] Es geht darum, im Blick

---

60 Vgl. Becker 2010 (Anm. 10), 222f.
61 Barth, KD III/4 (Anm. 50), 756.
62 Vgl. Becker 2010 (Anm. 10), 223.
63 Vgl. Becker 2010 (Anm. 10), 223.
64 Barth, KD III/4 (Anm. 50), 763.
65 Vgl. Becker 2010 (Anm. 10), 223.
66 Barth, KD III/4 (Anm. 50), 769.
67 Vgl. Becker 2010 (Anm. 10), 14.
68 Barth, KD III/4 (Anm. 50), 787.

auf Jesus Christus, dem Quelltext dieser Ehre- bzw. Würdekonzeption, die Würde des Menschen – mit oder ohne Demenz – als unverlierbar in Wort und Tat zu bezeugen. Das bedeutet, dass der zum Zeugendienst berufene Mensch dieses Zeugnis über die Ehre bzw. Würde in den Diskurs über die Menschenwürde einzubringen und entsprechend für Bedingungen zu sorgen hat, unter denen Menschen würdevoll leben können.[69] Ehre kommt dem Menschen also nicht nur passiv zu, sondern sie «besteht geradezu in der ‹Indienststellung› des Menschen als Bundespartner Gottes, als Mensch für Gott und Mensch für den Mitmenschen».[70] Barth arbeitet mit dem Grundsatz der Analogie der Beziehung (*analogia relationis*), um das Sein zwischen Mensch und Mitmensch als Entsprechung zum Sein Gottes mit dem Menschen darzustellen.[71] Diese Analogien können nach Barth allein in der Christologie gründen, da für uns einzig das Sein des Menschen Jesus als Erkenntnisgrundlage zugänglich ist.[72]

Die Menschlichkeit Jesu zeigt sich gerade darin, dass er radikal der Mensch «für den Menschen ist»,[73] und in Jesu Für-den-Menschen-Sein wird entsprechend Gottes Sein für den Menschen sichtbar. Denn es besteht eine Entsprechung und Ähnlichkeit zwischen der innergöttlichen Beziehung einerseits und der Beziehung Gottes mit den Menschen andererseits:[74] «[D]ie Entsprechung und Ähnlichkeit der beiden Beziehungen besteht darin, dass dieselbe ewige Liebe, in der Gott als Vater den Sohn, als Sohn den Vater liebt und in der er als Vater vom Sohne, als Sohn vom Vater, wieder geliebt wird, auch die von Gott dem Menschen zugewendete Liebe ist.»[75]

Barth gelangt nun erneut via Christologie zu Aussagen über das Sein von Mensch und Mitmensch.[76] Besteht nun die Humanität Jesu in seinem Sein für den Menschen, gilt entsprechend für den Menschen:[77] «Humanität schlechthin, die Humanität jedes Menschen besteht in der Bestimmtheit seines Seins als Zusammensein mit dem anderen Menschen.»[78] Barth beschreibt die Grundform der Humanität als Begegnung zwischen Ich und

---

69   Vgl. Becker 2010 (Anm. 10), 227.
70   Becker 2010 (Anm. 10), 226.
71   Vgl. Becker 2010 (Anm. 10), 147.
72   Vgl. Becker 2010 (Anm. 10), 145.
73   Karl Barth, Kirchliche Dogmatik III/2, Zürich 1992/1993 (Original 1948), 253f.
74   Vgl. Becker 2010 (Anm. 10), 148.
75   Barth, KD III/2 (Anm. 73), 262.
76   Vgl. Becker 2010 (Anm. 10), 147.
77   Vgl. Becker 2010 (Anm. 10), 149.
78   Barth, KD III/2 (Anm. 73), 290.

Du.[79] Das Ich und das Du sind jedoch nicht von selbst gegeben, denn jedes Ich (und jedes Du) hat das Ich Jesu Christi, das wahre Ich, zur Voraussetzung.[80] Das Ich kann zu sich selbst nicht «ich» sagen, ohne zugleich schon «du» zu sagen.[81] «Ich bin» bedeutet also immer schon: «Ich bin in der Begegnung.»[82] «Und das ist die Humanität des menschlichen Seins: diese seine totale Bestimmtheit als Sein in der Begegnung mit dem Sein des Du, als Sein mit dem Mitmenschen, als Mitmenschlichkeit.»[83]

Entsprechend der Bestimmung des Menschen als «Sein in der Begegnung» mit dem Sein des Du, als Mensch für die Mitmenschen, ist jeder Mensch, so Becker, auch in der Lage, MENSCHEN mit Demenz so zu begegnen, dass ihre Würde auch in ihrer Demenz respektiert wird.[84] Entsprechend dieser Erkenntnis ist die Begegnung als der Raum, in dem sich dies vollzieht, zu gestalten. Darin zeigt sich der Vollzug des Gestaltungsauftrages der Würde des Menschen.[85]

V. Konkretionen für die Begegnung mit MENSCHEN mit Demenz

Der im letzten Kapitel erarbeitete Gestaltungsauftrag soll im Folgenden im Hinblick auf die Pflege und Betreuung von MENSCHEN mit Demenz untersucht und konkretisiert werden. Da die Begegnung von Becker als Raum bezeichnet wird, in dem sich Wert und Würde von MENSCHEN mit Demenz entfalten können, ist es meines Erachtens zunächst sinnvoll, nach Bedingungen dieser Begegnung zu fragen.

1. Die Gestaltung der Begegnung mit MENSCHEN mit Demenz
Für MENSCHEN mit Demenz sind nach Becker diese Überlegungen nun dahingehend fruchtbar zu machen, dass trotz dem mit einer Demenz einhergehenden progredienten Verlust kognitiver Fähigkeiten Begegnung stattfin-

---

79 Vgl. Becker 2010 (Anm. 10), 156.

80 Vgl. Becker 2010 (Anm. 10), 153.

81 Vgl. Barth, KD III/2 (Anm. 73), 292.

82 Barth, KD III/2 (Anm. 73), 295.

83 Barth, KD III/2 (Anm. 73), 296.

84 Das dialogphilosophische Begegnungskonzept, das diesen Überlegungen zugrunde liegt, bedarf weitergehender Klärung, die den Rahmen dieser Skizze sprengen würde.

85 Vgl. Becker 2010 (Anm. 10), 24.

den kann.[86] Dennoch ist zu sagen, dass eine Demenz mit fortschreitendem Verlauf das Beziehungsgeschehen zunehmend erschwert, ohne es allerdings vollkommen zu zerstören. Die Begegnung soll aber trotz diesen Erschwernissen so gestaltet werden, dass die Würde eines MENSCHEN mit Demenz zum Ausdruck kommen kann. Das «Sein in der Begegnung» auch bei von Demenz Betroffenen zu ermöglichen, erfordert jedoch besondere Anforderungen an die Kommunikation im methodisch-technischen Bereich. Damit sind Voraussetzungen der Begegnung, Überlegungen in Bezug auf das Setting und Kenntnisse im Kommunikationsbereich gemeint: So wird eine Begegnung ohne ein funktionierendes Hörgerät oder ohne eine Zahnprothese von vornherein verunmöglicht. MENSCHEN mit Demenz lassen sich durch Nebengeräusche, Lärm und Reize in ihrer Umgebung schneller ablenken und können sich dadurch schwerer auf eine Begegnung einlassen.[87] Aus diesem Grund ist ein Gespräch unter vier Augen ohne Nebengeräusche optimal.[88]

Es ist ebenfalls hilfreich, über die Symptomatik und den Verlauf einer Demenz Bescheid zu wissen, um ein Bild des Rahmens zu erhalten, in dem Interaktion überhaupt möglich sein kann. Während in frühen Stadien einer Demenz verbale Kommunikation noch gut funktioniert, kann im Verlauf der Erkrankung zunehmend eine nonverbale, auf Emotionalität basierende Kommunikation an Bedeutung gewinnen. Sachweh sagt hierzu:[89] «Demente Menschen sind immer weniger mit dem Verstand und immer ausschliesslicher nur noch emotional zu erreichen. Anders als die Sprache bleiben ihnen nämlich die Gefühle, auch die sensorischen Grundgefühle, lange erhalten. Ebenso ist es mit der Freude an Musik und mit dem Sinn für Rhythmik.»[90]

In diesem Zusammenhang ist meiner Meinung nach auch das Konzept der Basalen Stimulation zu nennen, insbesondere da es v. a. im Spätstadium der Demenz, wenn keine verbale Kommunikation mehr möglich ist, zum Tragen kommen kann: «Pflege ist Basis zur Kommunikation. Wir wählen dabei eine Kommunikationsform, die der Patient wahrnehmen und verarbeiten kann, zum Beispiel eine basal stimulierende Ganzkörperwaschung oder eine bestimmte Geschmacksrichtung. Wir begeben uns hier auf die

---

86 Vgl. Becker 2010 (Anm. 10), 243.
87 Vgl. Becker 2010 (Anm. 10), 258f.
88 Vgl. Sachweh 2008 (Anm. 40), 54.
89 Vgl. Becker 2010 (Anm. 10), 259.
90 Svenja Sachweh, ‹Noch ein Löffelchen?›. Effektive Kommunikation in der Altenpflege, Bern u. a. 2002, 239.

Ebene des Patienten und vermitteln ihm dabei Kommunikation, die sich bei schwerstkranken Patienten auf elementare Inhalte bezieht: sich selbst erleben, die Grenzen des Körpers erspüren, eine Welt ausserhalb des Körpers wahrnehmen, die Gegenwart eines anderen, interessierten Menschen fühlen. Die Kommunikation entwickelt sich aus der Beantwortung der Signale des Patienten während der gemeinsamen Aktivität.»[91]

Mit dem Fortschreiten der Demenz ist mit einer Reduktion der Komplexität der Kommunikation zu rechnen. MENSCHEN mit Demenz können klaren, kurzen Sätzen eher folgen als langen, verschachtelten. Entscheidungsfragen können zu Überforderung und Frustration führen.[92] Kenntnisse in Bezug auf eine Vielzahl von Gesprächstechniken, wie z. B. Realitätsorientierung[93], Validation nach Naomi Feil[94], integrative Validation nach Nichole Richard[95] etc., können sich ausserdem als hilfreich erweisen.[96]

---

91 Peter Nydahl / Gabriele Bartoszek, Basale Stimulation. Neue Wege in der Pflege Schwerstkranker, München u. a. ⁴2003, 3f.: Das Konzept der Basalen Stimulation wurde 1975 von Andreas Fröhlich zur Förderung geistig und körperlich behinderter Kinder entwickelt. In den 1980er Jahren begann er zusammen mit Christel Bienstein, dieses Konzept auf die Pflege zu übertragen.

92 Vgl. Becker 2010 (Anm. 10), 259.

93 Realitätsorientierung (ROT) ist ein rein kognitiver Ansatz, der auf der Annahme basiert, dass regelmässiges Wiederholen und Einüben orientierenden Wissens zu einer verbesserten Orientierung der Betroffenen führt. Dieser Ansatz beruht auf der Vermutung, dass Personen mit Demenz therapierbar sind. Dieser Ansatz wird heute fast durchgehend abgelehnt, da u. a. ein rein kognitiver Ansatz Menschen mit kognitiven Defiziten nicht gerecht werden kann; vgl. Sachweh 2008 (Anm. 40), 251–257.

94 Das Konzept der Validation wurde in den 1960er Jahren von Naomi Feil in den USA speziell für sehr alte, desorientierte Menschen entwickelt. Validieren bedeutet, die ver-rückte Welt von Personen mit Demenz wahr- und ernst zu nehmen. Dazu wird sowohl verbale (Spiegeln, W-Fragen, Fragen nach Polaritäten und Extremen …) als auch nonverbale Kommunikation (Berührungen, Körpersprache …) berücksichtigt. Feil behauptet, dass man eine Demenz aufhalten und den Rückzug ins Vegetieren verhindern kann, wenn man die Betroffenen gut genug validiert; Sachweh 2008 (Anm. 40), 258–262. Vgl. v. a. Feil / De Klerk-Rubin 2005 (Anm. 41).

95 Nicole Richard hat den Ansatz Feils in den 1990er Jahren für den deutschen Sprachraum modifiziert und modernisiert. Die integrative Validation (IVA) ist sowohl eine gefühlsbetonte, einfühlende Haltung zu MENSCHEN mit Demenz als auch eine Umgangsweise und Kommunikationsform mit Betroffenen; Sachweh 2008 (Anm. 40), 263–266. Vgl. auch Nicole Richard, Demenz, Kommunikation und Kör-

Nach Becker ist der grundlegende Modus des «Seins in der Begegnung» die Wechselseitigkeit: «Das Ich bereichert in der Begegnung mit dem Du das Du, genauso wie das Du das Ich bereichert.»[97] Wo diese Wechselseitigkeit fehlt, kann nicht von Begegnung gesprochen werden. Aus diesem Grund gilt die Wechselseitigkeit der Begegnung auch für Begegnungen mit MENSCHEN mit Demenz.[98] Auch Kitwood sieht im Umgang mit MENSCHEN mit Demenz eine Bereicherung für Nicht-Betroffene und somit Wechselseitigkeit: «Der Kontakt mit Demenz und anderen Formen schwerer kognitiver Beeinträchtigung kann und sollte (!) uns aus unseren üblichen Mustern der übertriebenen Geschäftigkeit, des Hyperkognitivismus und der Geschwätzigkeit herausführen in eine Seinsweise, in der Emotion und Gefühl viel mehr Raum gegeben wird. Demente Menschen, für die das Leben der Emotionen oft intensiv und ohne die üblichen Hemmungen verläuft, haben den Rest der Menschheit unter Umständen etwas Wichtiges zu lehren.»[99]

MENSCHEN mit Demenz können also Menschen, die nicht von einer Demenz betroffen sind, Entscheidendes lehren: Der Mensch ist mehr als sein Kopf. Begegnungen mit MENSCHEN mit Demenz führen diejenigen, die nicht betroffen sind, in eine ganzheitliche Seinsweise, in der Emotionen und Gefühlen viel mehr Raum gegeben wird – und damit weg von einer einseitigen Lebensweise «aus den äusseren Schichten des Neokortex heraus»[100].

Die Möglichkeit einer reziproken Beziehung ist entgegen der gesellschaftlichen Vorstellung von Demenz als einem Tod, der den Körper zurücklässt, auch bei der Begegnung mit MENSCHEN mit Demenz gegeben.[101] Der Betroffene behält seine Fähigkeit, Begegnung zu erfahren, nach van der Kooij ist sie manchmal sogar noch stärker ausgebildet als vor der demenziellen Erkrankung:[102] «Hiermit ist nicht gesagt, Demenz sei keine

persprache – Integrative Validation (IVA), in: Peter Tackenberg / Angelika Abt-Zegelin (Hg.), Demenz und Pflege. Eine interdisziplinäre Betrachtung, Frankfurt/M. [5]2008, 142–147.

96 Vgl. Becker 2010 (Anm. 10), 259.

97 Becker 2010 (Anm. 10), 263.

98 Vgl. Becker 2010 (Anm. 10), 263.

99 Kitwood 2002 (Anm. 4), 23.

100 Kitwood 2002 (Anm. 4), 23.

101 Vgl. Becker 2010 (Anm. 10), 24.

102 Vgl. Cora van der Kooij, Demenzpflege. Herausforderung an Pflegewissen und Pflegewissenschaft, in: Peter Tackenberg / Angelika Abt-Zegelin (Hg.), Demenz und Pflege. Eine interdisziplinäre Betrachtung, Frankfurt/M. [5]2008, 62.

Tragödie, aber innerhalb der Tragödie gibt es Kontakt, Kommunikation, Begegnung und Beziehung.»[103]

2. Anwendung auf herausfordernde Verhaltensweisen von MENSCHEN mit Demenz

Im Folgenden sollen die bisher gewonnenen Erkenntnisse im Hinblick auf die Betreuung von MENSCHEN mit Demenz, die ein herausforderndes Verhalten zeigen, angewendet werden. Als problematisches Verhalten werden von Becker Verhaltensweisen von MENSCHEN mit Demenz bezeichnet, die für die Pflegenden und/oder für die Betroffenen selbst problematisch sind. Es ist hier kritisch festzuhalten, dass die Tendenz besteht, eher Verhaltensweisen, die von Pflegenden als problematisch empfunden werden, als problematisches Verhalten zu werten. Die folgenden Verhaltensweisen können als problematisch gelten:

— Aggressives Verhalten im verbalen Bereich: Beschimpfungen, Beschuldigungen, Konfabulationen, aber auch das ständige Wiederholen einer Frage oder eines Satzes.
— Nonverbales Gewaltverhalten: Kratzen, Schlagen, Beissen, Selbstverletzungen oder Spucken.
— Der Rückzug in die Apathie oder Passivität, (zielloses) Wandern oder Weglaufen.[104]

Becker schlägt vor, herausforderndes Verhalten als Kommunikationsversuch des MENSCHEN mit Demenz zu verstehen. Auch wenn es aus der Sicht der Betreuungspersonen unverständlich ist, hat es doch für den Betroffenen einen Sinn, den es von unserer Seite, im «Sein in der Begegnung», zu ergründen gilt.[105] Christine Bryden, die 1995 die Diagnose *Alzheimer-Demenz* erhielt und sich seither als Fürsprecherin für MENSCHEN mit Demenz engagiert, schreibt in ihrem Buch *Mein Tanz mit der Demenz* hierzu:

«Die Welt dreht sich so viel schneller als wir, sie wirbelt nur so herum und wir sollen bestimmte Dinge tun, antworten, ein Spiel spielen oder an Gruppenaktivitäten teilnehmen. Das ist alles viel zu schnell: In solchen Momenten würden wir am liebsten sagen: ‹Mach langsamer, lasst mich allein, geht einfach weg.› Doch dann heisst es oft, wir seien schwierig und unkooperativ. So etwas nennt man

---

103 Van der Kooij 2008 (Anm. 102), 62.
104 Vgl. Becker 2010 (Anm. 10), 294.
105 Vgl. Becker 2010 (Anm. 10), 297.

‹provozierendes Verhalten›. Ich nenne es eher ‹adaptives Verhalten›, denn es ist der Versuch, mich an meine Pflegeumgebung anzupassen.»[106]

Der Zugang, herausforderndes Verhalten von MENSCHEN mit Demenz als adaptive Reaktion auf die Umgebung zu werten, ist meines Erachtens plausibel. Brooker sieht deshalb den ersten Schritt für die Betreuungspersonen darin, die Funktion der Verhaltensweise für das Individuum zu verstehen und zu ergründen. Es geht darum zu erspüren, was uns ein MENSCH mit Demenz durch sein Verhalten mitzuteilen versucht.[107] Brooker nennt mögliche Ursachen für herausforderndes Verhalten: «Kann es sein, dass es durch die bestehende kognitive Einschränkung zu Fehlinterpretationen bestimmter Situationen kommt oder sich die betreffende Person aufgrund ihrer Beeinträchtigung durch bestimmte Situationen überfordert fühlt? Liegt möglicherweise eine fehlende Passung zwischen Vorlieben und Bedürfnissen der Person und dem vor, was die Pflegeumgebung ihr bietet? Ist vielleicht ein unbehandeltes körperliches Leiden vorhanden, das einen erhöhten Grad von Verwirrtheit oder Schmerzen verursacht? Entspricht der Grad der Pflege und Betreuung den Bedürfnissen des Personseins auf Seiten des Betroffenen?»[108] Brooker geht davon aus, dass eine Haltung vonseiten der Betreuungspersonen, bei der in Betracht gezogen wird, wie sich eine Situation für MENSCHEN mit Demenz anfühlen könnte, zu einem weniger häufigen Vorkommen von herausforderndem Verhalten führt.[109]

Auch für Becker ist die erste Reaktion auf herausfordernde Verhaltensweisen nicht die Verschreibung von Psychopharmaka, sondern die Begegnung. Deshalb ist eine reflektierte Beziehungsgestaltung von Seite der Betreuungspersonen, auf deren Grundlage das pflegerische Handeln im Sinne der Betroffenen zielgerichtet gestaltet werden kann, von grosser Bedeutung. Für MENSCHEN mit Demenz bedeutet eine gelungene Beziehungsgestaltung Sicherheit, Vertrauen und Geborgenheit, was sich wiederum in ihrem Verhalten spiegelt.[110] An dieser Stelle zeigt sich erneut der Gestaltungsauftrag der Menschenwürde, wie er von Barth vertreten wird: nämlich für Verhältnisse zu sorgen, in denen die Würde eines MENSCHEN

---

106 Christine Bryden, Mein Tanz mit der Demenz. Trotzdem positiv leben, Bern 2011, 136.
107 Vgl. Brooker 2008 (Anm. 38), 80.
108 Brooker 2008 (Anm. 38), 81.
109 Vgl. Brooker 2008 (Anm. 38), 81.
110 Vgl. Becker 2010 (Anm. 10), 298.

mit Demenz zum Ausdruck kommen kann. Das Sein des Menschen als «Sein in der Begegnung» wird fruchtbar gemacht, um den Herausforderungen einer Demenz zu begegnen.

3. Der Entwurf eines Pflegekonzeptes zum Thema Würde von MENSCHEN mit Demenz

In III. und IV. wurde der Gestaltungsauftrag, der mit dem Wert und der Würde des Menschen einhergeht, für die Betreuung und Pflege von MEN-SCHEN mit Demenz konkretisiert. Dabei wurde meines Erachtens sichtbar, dass die Einsichten aus der Pflege- und Betreuungspraxis – wenn auch un-bewusst – bereits einen Beitrag zu der Gestaltung von Würde von Betrof-fenen leisten. Es müsste in der Folge darum gehen, sich in den betroffenen Berufsgruppen dieser Tatsache bewusst zu werden, um gezielt und reflek-tiert daran zu arbeiten. Ausserdem braucht es meiner Meinung nach neben dem Wissen über die Begegnungsgestaltung mit MENSCHEN mit Demenz für die Pflege- und Betreuungspersonen noch zusätzlich Wissen über die Würde von MENSCHEN mit Demenz. Dies zeigt auch die Betrachtung der Pflegelit-eratur in III.

Das relationale Würdekonzept, wie es von Becker im Gespräch mit Barth entwickelt wurde, soll nun in einem Entwurf eines Konzeptes[111] *Würde von MENSCHEN mit Demenz* Niederschlag finden. Dieses Konzept soll in der Praxis von Berufsgruppen, die Betroffene betreuen und pflegen, Verwen-dung finden können. Dabei geht es mir v.a. darum, eine bewusste und re-flektierte Verwendung des Würdebegriffs zu erreichen. Da in der Pflege multireligiöse Teams eine Realität sind, kann das relationale Würdekonzept von Becker mit seiner christlichen Perspektive lediglich ein Eckpunkt für ein solches Konzept bilden. Der Aufbau des Konzepts *Würde von MENSCHEN mit Demenz* orientiert sich am Raster zur Bearbeitung von Pflegekonzepten von Silvia Käppeli.[112]

---

111 «Pflegekonzepte werden hier verstanden als Überbegriffe, Verallgemeinerungen für ein Phänomen oder verschiedene ähnliche Phänomene [...], die sich in der täglichen Pflegepraxis zeigen. Sie verarbeiten Erkenntnisse aus der Pflegepraxis und liefern neue Erkenntnisse. Das heisst mit anderen Worten auch: Sie definie-ren und differenzieren das pflegerische Gesamtwissen.» (Franziska Zeller-Forster, Einleitung, in: Max Mäder / Franziska Zeller-Forster (Hg.), Pflegekonzepte. Phä-nomene im Erleben von Krankheit und Umfeld. Band 1, Bern u.a. 1998, 11).

112 Vgl. Zeller-Forster 1998 (Anm. 111), 12.

3.1 Konzept: Würde von MENSCHEN mit Demenz

1. Konzeptbezeichnung

Würde bezeichnet einen Anspruch auf Begegnung, Schutz, Freiheit und Respekt, der dem Menschen grundsätzlich zukommt.[113] Sie ist einem Menschen allein schon deshalb gegeben, weil er Mensch ist. Sie kann nicht durch bestimmte Leistungen oder Eigenschaften errungen werden. Die Würde eines Menschen kann also nicht beeinträchtigt werden, ihm nicht abgesprochen werden oder verloren gehen.

Auch MENSCHEN mit einer Demenz haben Anspruch auf die Achtung ihrer unverlierbaren Würde, die ihrerseits eine begründungsoffene Zuschreibung darstellt. ‹Zuschreibung› bedeutet, dass diese Würde keine substanzielle Eigenschaft darstellt, sondern einen Status, den wir uns wechselseitig zubilligen, ‹begründungsoffen› heisst, dass diese Würde aus unterschiedlichen normativen Perspektiven begründet werden kann.[114] Hier werden zwei Beispiele für Begründungen aufgeführt:

— Eine christliche Begründung: Weil Gott in sich ein Beziehungswesen ist, begibt er sich in Beziehung zu den Menschen, indem er in Jesus Christus den Menschen gegenübertritt. Durch diese Tat verleiht er dem Menschen seine besondere Würde.[115]

— Eine philosophische Begründung: Kant spricht dem Menschen als sittlichem Wesen einen höchsten, absoluten Wert zu.[116]

Die Verteidigung der Würde von MENSCHEN mit Demenz wird zunehmend wichtig, da es gegenwärtig zu einer schleichenden Aushöhlung ihrer Würde kommt, indem davon ausgegangen wird, dass eine Demenz die Würde eines Menschen beeinträchtigen oder aufheben kann.

2. Mögliche Ursachen dafür, dass die Gesellschaft MENSCHEN mit Demenz die Würde abspricht

— Würde ist nach diesem Verständnis nicht etwas, das einem Menschen unbedingt zukommt, sondern wird von Qualitäten wie der Rationalität, der Lebensqualität oder der Gesundheit abhängig

---

113 Vgl. Knellwolf / Rüegger 2004 (Anm. 14), 75.

114 Vgl. hierzu Wolfgang Huber, Art. Menschenrechte/Menschenwürde, in: TRE 22, 1992, 577–602 sowie Knellwolf / Rüegger 2004 (Anm. 14), 74.

115 Vgl. Kapitel IV.1.

116 Vgl. Huber 1992 (Anm. 114), 581.

gemacht. In solcher Sicht kann eine Demenz die Würde eines Menschen gefährden.

— Die medizinische und gesellschaftliche Einschätzung von Demenz als Krankheit führt aufgrund der Angst vor dem Verlust kognitiver Fähigkeiten zu einer Ausgrenzung von MENSCHEN mit Demenz, indem ihnen die Würde abgesprochen wird. Sie fallen folglich zunehmend aus dem Schutzkonzept der Menschenwürde heraus.[117]

3. Bedeutung von Würde für MENSCHEN *mit Demenz*
Würde bezeichnet den absoluten Wert eines Menschen, auch eines MEN-SCHEN mit Demenz, der durch nichts anderes aufgewogen werden kann. Sie bedeutet für Betroffene:

— den Anspruch auf Kontakt, Kommunikation, Begegnung und Beziehung.
— den Anspruch auf Schutz des Lebens.
— den Anspruch auf Selbstbestimmung und Autonomie im Rahmen der Möglichkeiten.
— den Anspruch auf den Respekt vor der eigenen Person.[118]

Daraus resultiert für MENSCHEN mit Demenz der Anspruch auf menschenwürdige Behandlung durch andere.[119]

4. Interventionen
Es ist die Aufgabe der Pflege für die Würde von MENSCHEN mit Demenz einzustehen, wo ihnen diese – ausgesprochen oder unausgesprochen – abgesprochen wird. Es geht um das Respektieren der unverlierbaren Würde. Dies soll in der Begegnung mit MENSCHEN mit Demenz sichtbar gemacht werden. Der Raum, in dem sich dies vollzieht, ist die Begegnung. Auch wenn eine Demenz mit fortschreitendem Verlauf das Beziehungsgeschehen erschwert, ist doch Begegnung möglich. Es braucht jedoch eine bewusste Gestaltung der Begegnung und der Kommunikation:

---

117 Vgl. Kapitel I.3 und II.1.
118 Vgl. hierzu insgesamt auch Peter Dabrocks Zielbestimmung der ‹Befähigung zu einer längerfristig integral-eigenverantwortlichen Lebensführung zum Zwecke der Teilnahmemöglichkeit an sozialer Kommunikation›, vgl. P. Dabrock (unter Mitarbeit von Ruth Denkhaus), Befähigungsgerechtigkeit. Ein Grundkonzept konkreter Ethik in fundamentaltheologischer Perspektive, Gütersloh 2012, 265.
119 Vgl. Knellwolf / Rüegger 2004 (Anm. 14), 81.

- Brillen, Hörgeräte und Zahnprothesen sollen getragen werden.
- Hintergrundlärm soll reduziert werden, damit sich der MENSCH mit Demenz auf die Begegnung konzentrieren kann.
- Im Verlauf der demenziellen Erkrankung verlieren die Betroffenen zunehmend die Fähigkeit der verbalen Kommunikation. Dann gewinnt eine nonverbale, auf Emotionalität beruhende Kommunikation immer mehr an Bedeutung: Gesten, Berührungen, Musik, Ansprechen aller Sinne, Basale Stimulation. Dabei muss stets auf die Vorlieben und die Reaktionen der MENSCHEN mit Demenz geachtet werden.
- Es ist auf eine einfache Sprechweise zu achten: Pausen zwischen zwei Sätzen, klare und kurze Sätze, Fragen, die mit ja oder nein beantwortet werden können.
- Ein kreativer Umgang mit Gesprächstechniken, wie z.B. Realitätsorientierung, Validation nach Naomi Feil und integrative Validation nach Nicole Richard, kann für eine Begegnung mit MENSCHEN mit Demenz hilfreich sein.
- Herausforderndes Verhalten ist als Kommunikationsversuch zu interpretieren. Es gilt den Sinn dieser Verhaltensweise für die Betroffenen zu ergründen: Ausdruck von Überforderung, Bedürfnissen, Leiden …[120]

5. Konsequenzen für die Pflege

Die Begegnung mit MENSCHEN mit Demenz stellt an Pflegepersonen hohe Anforderungen. Es ist unerlässlich, dass sie ihre eigenen – vielleicht auch verdrängenden oder ausgrenzenden – Haltungen gegenüber MENSCHEN mit Demenz und ihre Ängste, die das Phänomen Demenz bei ihnen auslöst, reflektieren, damit sie eine möglichst vorurteilsfreie Begegnung mit Betroffenen gestalten können.[121] Die Pflegenden brauchen für eine gelingende Begegnung einerseits Wissen über die Demenz, über Kommunikationstechniken und angemessene Verhaltensweisen; andererseits müssen sie dieses Pflegewissen fortlaufend mit der Erlebniswelt der MENSCHEN mit Demenz abstimmen.[122] Auch die Beziehung zwischen Pflegeperson und MENSCH mit Demenz ist von Wechselseitigkeit geprägt. Betroffene können Nicht-Betroffene Entscheidendes lehren: Begegnungen mit MENSCHEN mit

---

120 Vgl. Kapitel V.1 und V.2. Ausserdem: Sachweh 2008 (Anm. 40), 145.
121 Vgl. Rüegger 2009 (Anm. 1), 148f.
122 Vgl. Van der Kooij 2008 (Anm. 102), 67.

Demenz führen diejenigen, die nicht betroffen sind, in eine Welt, in der Emotionen viel mehr Raum gegeben wird.[123]

Dieser Entwurf eines Pflegekonzepts *Würde von* MENSCHEN *mit Demenz* müsste sich nun in einem weiteren Schritt in der Praxis bewähren. Aufgrund der dort gemachten Erkenntnisse könnte das Konzept dann an die Erfordernisse der Praxis angepasst werden.

VI. Schlusswort

Das relationale Würdekonzept, wie es von Becker in Anlehnung an Barth entfaltet wurde, geht erstens von der Unverlierbarkeit der Würde auch im Falle von MENSCHEN mit Demenz aus, die in der göttlichen Zuwendung begründet wird, und zeigt zweitens die Bedeutung von Begegnung für die Gestaltung ihrer Würde. Meines Erachtens können diese beiden Aspekte der Würde Pflege- und Betreuungspersonen von MENSCHEN mit Demenz im Umgang mit dem Phänomen *Würde* Orientierung geben. Dabei werden an sie besondere Anforderungen gestellt, wie beispielsweise Wissen über Würde, Demenz und Kommunikation, sowie Reflexionsfähigkeit und Empathie. Gleichzeitig gilt es, dieses Wissen und diese Kompetenzen fortlaufend mit viel Gespür mit der individuellen Lebenswelt von MENSCHEN mit Demenz ins Gespräch zu bringen. Abschliessend soll deshalb dieser Lebenswelt eines MENSCHEN mit Demenz noch einmal Raum gegeben werden:

«Wenn ich einmal dement werde …
… soll mein Leben einfach und überschaubar sein. Es soll so sein, dass ich jeden Tag das Gleiche mache – jeden Tag zur gleichen Zeit.
Wenn ich einmal dement werde …
… musst du ruhig mit mir sprechen, damit ich keine Angst bekomme und nicht das Gefühl entsteht, dass du böse mit mir bist. Du sollst mir immer erklären, was du tust.
Wenn ich einmal dement werde …
… kann ich vielleicht nicht mehr mit Messer und Gabel essen, aber bestimmt sehr gut mit den Fingern.
Wenn ich einmal dement werde …

---

123 Vgl. V.1.

… und ich Panik bekomme – dann bestimmt, weil ich an zwei Dinge gleichzeitig denken soll. Und wenn ich einmal schimpfe, dann gehe einen Schritt zurück, so dass ich spüre, dass ich immer noch Eindruck machen kann.

Wenn ich einmal dement werde …

… bin ich meistens leicht zu beruhigen; nicht mit Worten, sondern indem du ganz ruhig neben mir sitzt und mir deine Hand anbietest.

Wenn ich einmal dement werde …

… habe ich das Gefühl, dass andere mich schwer verstehen, und genauso schwer ist es für mich, andere zu verstehen. Mach deine Stimme ganz leise und sieh mich an, dann verstehe ich dich am besten. Mach nur wenige Worte und einfache Sätze.

Wenn ich einmal dement werde …

… sieh mich an und berühre mich, bevor du mit mir sprichst. Vergiss nicht, dass ich oft vergesse. Das Abstrakte und das schwach Formulierte verstehe ich nicht. Es hilft mir, zu sehen, zu spüren und zu begreifen, wovon du sprichst.

Wenn ich einmal dement werde…

… möchte ich Musik von damals hören, doch ich habe vergessen, welche. Erinnere du dich, und lass sie uns zusammen hören. Ich mag gern singen, jedoch nicht allein.

Wenn ich einmal dement werde…

… denke daran, dass ich nicht alles verstehe, doch mehr als du manchmal denkst.»[124]

---

124 Anemone Eglin et al., Tragendes entdecken. Spiritualität im Alltag von Menschen mit Demenz. Reflexionen und Anregungen, Zürich 2009, 6.

Rouven Porz und Andreas E. Stuck

Zur impliziten Normativität im Denken von Medizinstudierenden – am Beispiel ‹Würde›

«Währendem zu beachten gilt, dass Menschenwürde jedem Menschen diskussionslos zusteht, unabhängig von seinem physischen, psychischen und moralischem Zustand, muss darüber diskutiert werden, wie es mit der Autonomie steht.»

Marie-Therese Frey, Medizinstudentin Master Humanmedizin
Universität Bern, in ihrer Ethikarbeit 2012

Das einleitende Zitat könnte von einem professionellen Medizinethiker stammen. Jemand, der z.B. ausdrücken will, dass das Konzept von Menschenwürde als Ideal verstanden werden kann, als wichtiger abstrakter Begriff; jemand aber auch, der gleichzeitig fordern möchte, dass wir das vielbenutzte (gar übernutzte?) Konzept der ‹Autonomie› vorsichtiger verwenden, besser definieren und dosieren sollten, und dies im internationalen Diskurs der biomedizinischen Ethik.

Weit gefehlt, der Satz stammt nicht von einem professionellen Ethiker, sondern von einer jungen Berner Medizinstudentin, die diese Wortwahl im Jahr 2012 in ihrem Ethikaufsatz verwendet hat, um sich in einer argumentativen Überleitung kritisch gegenüber dem Prinzip der Autonomie zu äussern. Natürlich ist mir nicht bekannt, wie viel die junge Studierende von dem internationalen Diskurs der Medizinethik wusste. Mir ist aber bekannt, dass ich selbst den Begriff der Menschenwürde nicht in meiner einleitenden Vorlesung eingeführt hatte.[1] Die Studentin war durch die Ethik-Vorlesung durchaus vertraut mit den vier biomedizinischen Prinzipien von Tom Beauchamp und James Childress,[2] nicht aber mit der konzeptionellen Vielschichtigkeit in der Verwendung des Würdebegriffs.[3] Sie wählte den Begriff

---

1 Trotz Doppel-Autorenschaft ist der Text im ersten Teil bewusst aus der Ich-Perspektive des Erstautors verfasst. Der Erstautor ist selbst nicht Mediziner. Diese nichtmedizinische Perspektive soll zunächst als Leitmotiv gelten.

2 Tom L. Beauchamp / James F. Childress, Principles of Biomedical Ethics, 6th edition, New York, Oxford University Press, 2009. Vgl. hierzu auch die Anmerkungen 5 bis 8.

3 Wie zum Beispiel im vorliegenden Band durch den Text von Torsten Meireis dargestellt.

somit selbst, als normativen Rahmen, und drückt sogar aus, dass dieser Rahmen jedem Menschen «diskussionslos» zustehen muss, gar «unabhängig von seinem physischen, psychischen und moralischem Zustand». Ein beeindruckender Satz, eine starke Forderung. Als Nicht-Mediziner – aber Ethik-Dozierender in einer medizinischen Fakultät – frage ich mich natürlich direkt: Ist sich diese junge angehende Ärztin ihrer starken normativen Annahmen bewusst?

Damit bin ich schon im Kern des vorliegenden Beitrags angekommen. Ich beziehe mich vorliegend auf meine Dozententätigkeit in der Medizinischen Fakultät in Bern, insbesondere auf die im Jahr 2012 von den Master-Studierenden verfassten sogenannten Ethikarbeiten, die unter unserer Betreuung zum Thema hatten, eigene moralische Unklarheiten mit älteren Patientinnen und Patienten zu thematisieren. Ziel dieser Versprachlichung war es, dass die Studierenden aufgefordert waren, ihren eigenen moralischen Intuitionen nachzuspüren und diese in einem zweiten Schritt aus Sicht verschiedener ethischen Theorien selbstkritisch zu interpretieren. Ich werde im ersten Abschnitt dieses Textes noch genauer auf die Aufgabenstellung dieser Ethikarbeiten eingehen (I. Ethikarbeiten in Bern – vom Bauchgefühl zur begründeten Entscheidung). Dann wähle ich zwei dieser Ethikarbeiten aus, um somit zwei moralische Intuitionen als illustrierende Beispiele vorstellen zu können (II. Zwei Beispiele – Sterben und Schachspiel). Natürlich soll es bei den Beispielen nicht darum gehen, die Intuitionen der Studierenden ethisch zu ‹bewerten›, ganz im Gegenteil, ich möchte die Intuitionen der Studierenden als Ausgangspunkt meines eigenen Denkens nutzen, um darauf aufbauend eigene Interpretationen darüber erarbeiten zu können, welche impliziten Normativitäten diesen Aussagen der Studierenden zugrunde liegen könnten. Abschliessend ordne ich meine eigene Denk- und Vorgehensweise methodisch und inhaltlich in dem Bereich der ‹narrativen Ethik› ein (III. Narrative Ethik – die ‹Würde› in *Storys* aufzeigen …).

I. Ethikarbeiten in Bern – vom Bauchgefühl zur begründeten Entscheidung

Mit den ‹Ethikarbeiten› wurde ein zweistufiges didaktisches Lernziel für die Masterstudierenden der medizinischen Fakultät in Bern verfolgt. Zum einen sollten die rund 160 Studentinnen und Studenten sich trauen, eine eigene moralische Unsicherheit in Bezug auf eine Situation mit einem älteren Patienten / einer älteren Patientin, wie sie es persönlich in einem ihrer klinischen Praktika erlebt hatten, zu versprachlichen.[4] Dazu wurden sie angewiesen, in ihren Praktika im Spital auf eine für sie persönlich herausfordernde Situation mit einem älteren Patienten zu achten und diese folgendermassen aufzuschreiben: eine kurze Darstellung der Situation; ein Hinweis, warum sie die Situation als besonders empfanden und eine Auflistung der hauptsächlichsten Fragen, die sie in der Situation beschäftigten. Dieser Darstellung ihres ‹Bauchgefühls› folgte in einem zweiten Schritt dann eine ethische Analyse aus Sicht unterschiedlicher ethischer Herangehensweisen. Dazu waren ihnen in ihrer vorgängigen Vorlesung vier ethische Zugänge vermittelt worden: (a) Das Erfassen ihrer zukünftigen Berufsrolle aus Sicht der Prinzipienethik nach Beauchamp und Childress, z. B. durch Fragen wie: War ich in dieser Situation respektvoll gegenüber der Autonomiefähigkeit des Patienten?[5] (b) Das Analysieren einer Situation aus Sicht der Care Ethics / Feministischen Ethik, z. B. durch Fragen wie: Was ist der besondere Kontext dieser Situation? In welchen Beziehungen stehen die Akteure zueinander?[6] (c) Die Aufforderung zu einem hermeneutisch-orientierten Perspektivenwechsel (z. B. Wie nimmt der Patient diese Situation eigentlich selbst wahr?).[7] (d) Eine tugendethische Herangehensweise mit Bezug auf die eigenen Handlungen in der Situation (z. B. war ich integer, mutig, gewissen-

---

4   Die Ethikarbeiten 2012 stellten eine didaktische Weiterentwicklung der in den vorausgegangenen Jahren durchgeführten Ethikarbeiten dar. Die Arbeiten gingen bis 2012 nicht von einem moralischen ‹Bauchgefühl› aus, sondern von einer objektivierten ethischen Ausgangsfrage. Bei der Auswertung dieser vorgängigen Vorgehensweise aus pädagogischer Sicht hatte sich aber herausgestellt, dass es ethischen Laien (Medizinstudierenden) kaum möglich ist, ohne Vorkenntnisse eine präzise ‹ethische› Frage zu formulieren. Vgl. hierzu Rouven Porz, Zur Wahrnehmung von Recht und Ethik bei Medizin-Studierenden, in: Schweizerische Ärztezeitung, 2013; 94:11, 441–442.

5   Vgl. Beauchamp / Childress 2009 (Anm. 2) und z. B. Bettina Schöne-Seifert, Danger and merits of principlism: meta-theoretical reflections on the Beauchamp / Childress-approach to biomedical ethics, in: Christoph Rehmann-Sutter et al., Bioethics in cultural contexts, Dordrecht 2006, 109–120; Rouven Porz / Andreas E. Stuck, Skript zur Vorlesung: Meine Berufsrolle aus ethischer Sicht Teil 1 und 2, Medizinische Fakultät Bern, 2011.

6   Vgl. Rosemarie Tong, Feminist approaches to bioethics, Boulder 1997.

7   Vgl. Rouven Porz, Guy Widdershoven, Verstehen und Dialog als Ausgangspunkt einer praktischen Ethik, in: Bioethica Forum 2010, 3: 1, 8–12. Dazu als theoretischer Hintergrund: Hans-Georg Gadamer, Wahrheit und Methode, Tübingen 1960.

haft etc.?)[8] Diese ethische Interpretation anhand der vier unterschiedlichen ‹Brillen› zur Betrachtung derselben Situation zielte affektiv-didaktisch darauf ab, zunächst eine Distanz zum eigenen Bauchgefühl zu entwickeln, um dann kognitiv eine ethisch-argumentative Grundlage für Entscheidungen in der zukünftigen Berufsrolle einzuüben. Für den vorliegenden Text verwende ich nur den ersten Teil der Ethikarbeiten, zwei Beispiele zur Schilderung des Bauchgefühls.[9]

II. Zwei Beispiele – Sterben und Schachspiel

Die erste Situationsbeschreibung bezieht sich auf die Umgangsweise mit einer sterbenden Frau aus Sicht einer Medizinstudentin. Ich liste die Situationsbeschreibung auf und benutze die Darstellung dann als Ausgangspunkt zur eigenen Interpretation dieser Darstellung. Das zweite Beispiel bezieht sich auf eine Interaktion zwischen einem Medizinstudenten und einem älteren Patienten in der Psychiatrie während eines gemeinsamen Schachspiels auf Station. Wieder liste ich die Situationsbeschreibung des Studenten auf, dann ergänze ich meine eigene Interpretation aufbauend auf der narrativen Darstellung seines Bauchgefühls. Abschliessend ergänze ich die Analyse mit einem Kommentar aus fachlich geriatrischer Perspektive.

2.1 Sterben

«Frau R. ist auf der medizinischen Abteilung eines mittelgrossen Spitals hospitalisiert. Sie ist eine polymorbide 78-jähriger Patientin […]. Frau R. verfügte über keine Patientenverfügung. In mehreren Gesprächen mit den Angehörigen wurde entschieden, dass eine neurologische Rehabilitation keinen Sinn mehr macht. Entsprechend wurde eine palliative Behandlung eingeleitet. […].

Der Zustand der Patientin verschlechterte sich allmählich. Die Angehörigen entschieden, dass eine Verlegung in eine andere Einrichtung nicht mehr sinnvoll und zumutbar sei und dass sie die Patientin im Spital versterben lassen möchten. Der Ehemann, Kinder und Enkelkinder der Patientin waren abwechslungsweise rund um die Uhr anwesend. Frau R. war oft unruhig, [ein] Morphinperfusor wurde […] installiert. Daraufhin wurde Frau R. ruhiger. Die ständige Anwesen-

---

8   Aristoteles, Nikomachische Ethik, Stuttgart 2006. Vgl. auch wieder Beauchamp / Childress 2009 (Anm. 2).

9   Die Situationsbeschreibungen wurden anonymisiert (und damit auch leicht modifiziert).

heit war für die Familie sehr belastend und anstrengend. In der sechsten Nacht begann die Patientin Atempausen zu machen; die ganze Familie war um das Bett versammelt und beobachtete die Patientin in der ständigen Erwartung, dass der nächste Atemzug der letzte sein könnte. [...]. Vier Stunden später verstarb die Patientin.

Was macht diese Situation so besonders: Das spannende an dieser Situation ist gerade, dass sie nichts Besonderes ist: Es ist eine Situation mit der ich als Ärztin in Zukunft noch oft konfrontiert sein werde – Menschen sterben im Spital. Was mich an diesem Fall besonders interessiert, ist der Umgang der verschiedenen Parteien mit der Situation nach der Entscheidung zur palliativen [Behandlung]. Ein Mensch liegt im Spital und wird in absehbarer Zeit versterben – wie gehen die Angehörigen aber auch das Spitalpersonal mit der Situation des nahenden Todes um?

Welche Fragen beschäftigen mich konkret: Welches sind die Interessen, Beziehungen und Abhängigkeiten des Patienten, der Angehörigen, der behandelnden Ärzte und des Spitals in dieser Situation? Wie stehen diese in Bezug zueinander?»

Zitat aus einer Ethikarbeit (Bern 2012)

In einer rein phänomenologischen Betrachtung dieser Situationsbeschreibung fallen mir zunächst aus ethischer Sicht drei Aspekte auf, denen ich mich in meiner folgenden Interpretation annähern will: (i) Die Empathie der Studierenden, (ii) die zukünftige Berufsrolle als Ärztin in Bezug auf deren Umgangsweise mit dem Tod, und (iii) die Zeitdimensionen der beschriebenen Situation.

Ad (i): Die Empathie der Studierenden gegenüber der Sterbenden und der Familie sticht für mich hier deutlich hervor. Wäre diese Empathie nicht gegeben, dann hätte die Studierende kaum diese Situation für ihre Ethikarbeit ausgewählt. Die Tragik des Sterbens, die unklare Umgangsweise damit, aber auch die Schmerzen der Sterbenden, die Morphinbehandlung, dies alles lässt die Situation als schwierig erscheinen. Die Studierende ist ein Puzzle-Teil der Gesamtsituation. Sie hat eine rein beobachtende, lernende Funktion. Um so mehr ist ihre Empathie gefordert, und zwar gegenüber allen Parteien: gegenüber den Angehörigen, gegenüber der Sterbenden, aber auch gegenüber den für die Behandlung verantwortlichen Ärzten, deren Tun und Handeln vielleicht das erste reale Beispiel war, an dem die Studierende eine palliative Betreuung aus Sicht des realen Klinikalltags erleben konnte. Die Studentin scheint die Vielschichtigkeit dieser Situation implizit wahrzunehmen. Für mich wird dies deutlich, wenn sie von den «Interessen, Beziehungen und Abhängigkeiten» (letzter Abschnitt, zweite Zeile) all jener Parteien spricht.

Ad (ii): Die zukünftige Berufsrolle scheint für die Studentin der Hauptgrund zu sein, warum sie gerade diese Situation für ihre Ethikarbeit ausgewählt hat. Sie sagt: «Es ist eine Situation mit der ich als Ärztin in Zukunft noch oft konfrontiert sein werde – Menschen sterben im Spital.» (dritter Abschnitt, dritte Zeile) Ganz offensichtlich versucht sie, sich vorzustellen, wie sie als zukünftige Ärztin mit solchen Situationen umzugehen vermag. Wie wird es sein, wenn sie selbst ein aktiver Teil dieser «Interessen, Beziehungen und Abhängigkeiten» (vgl. oben) ist? Wie wird sie damit umgehen, wenn sie selbst den Morphinperfusor bedienen muss? Sie scheint sich klarmachen zu wollen, dass Sterben zu ihrem Berufsfeld dazugehört und dass diese Situation gerade deshalb eigentlich «nichts Besonderes» sei (dritter Abschnitt, zweite Zeile). Gerade weil es nicht besonderes sei, habe sie diese Situation für die Ethikarbeit ausgewählt. Ich verstehe, dass sie diese Situation ausgewählt hat. Ich halte diese Situation aber für etwas sehr Besonderes. Ein fremder Mensch stirbt; man sieht es mit eigenen Augen, ohne dass man etwas Entscheidendes dazu beitragen kann und ohne dass man etwas Entscheidendes bewegen kann. Einen Sterbenden in den letzten Stunden seines Lebens zu begleiten, ist immer etwas Besonderes. Es macht uns betroffen und konfrontiert uns mit unserer eigenen Sterblichkeit. Es erinnert uns z. B. daran, dass unsere eigenen Angehörigen und Freunde gestorben sind oder irgendwann vielleicht sterben werden. Natürlich trifft es tatsächlich den Kern der ärztlichen Berufsrolle, dem Tod ins Auge schauen zu müssen. Aber ganz offensichtlich werden die zukünftigen Ärzte dazu weder ausreichend geschult, noch in der Verarbeitung solcher Erlebnisse psychologisch betreut. Ich zumindest habe die Vermutung, dass die junge Studentin keinen adäquaten Ansprechpartner in ihrem Praktikum hatte, mit dem sie diese herausfordernde Situation in Bezug auf ihre eigenen Emotionen hätte besprechen können. Die Ausbildung der Ärzteschaft müsste auch die Reflexion der eigenen Sterblichkeit beinhalten. Dieses Bedürfnis scheint mir in der Fallbeschreibung dieser Studentin implizit vorhanden.

Ad (iii): Ein Medizinstudium ist heutzutage eine Mammutaufgabe: unglaublich viel Stoff in wenig Zeit lernen, enorme Belastungen in kurzer Zeit ertragen, schnell, effektiv und geschickt arbeiten. Eine Aufgabe erledigen und sich schnell der nächsten Aufgabe zuwenden. Morgen vielleicht schon nicht mehr wissen, womit man sich gestern noch unter Zeitdruck beschäftigen musste. Durchgeplante Stundenpläne, Termine, Daten, zeitliche Klarheit, Einteilung und vorgegebene Ziele. Die Zeit ist definiert und kalkulierbar. Dieses Zeitverständnis steht in einem sehr grossen Gegensatz zur beschriebenen Situation. Die von der Studentin geschilderte Situation ist ein Paradebeispiel für eine zeitlich nicht definierbare Situation. Es ist vollkommen unklar, wie lange die Situation noch andauern und wann die Patientin sterben wird. Diese ‹Ungenauigkeit› im zeitlichen Ablauf wird für mich deutlich, wenn wir die Studentin darüber berichten hören: Die Angehörigen waren «rund um die Uhr anwesend», sie waren «ständig» vor Ort (zweiter Abschnitt). Trotzdem versucht die Studentin eine erste Ordnung in das zeitliche Chaos zu bringen: In der «sechsten» Nacht merkt man, es geht dem Ende zu, nach weiteren «vier» Stunden dann ist die Patientin tot. Menschen sterben nicht nach Zeitplänen und vorgegebenen Lernzielen. Ich frage mich, ob nicht gerade diese Erkenntnis ein wichtiges Lernziel im heutigen Medizinstudium sein könnte. Zumindest implizit scheint es unserer Studentin hier deutlich geworden zu sein, dass der zeitliche Verlauf im Umfeld eines Sterbenden keinen kalkulierbaren Richtlinien folgt.

Zusätzlich zu diesen drei Punkten ergeben sich aus einer fachlich-geriatrischen Sicht noch die folgenden Gedanken.

Es ist sehr eindrücklich an dieser Situationsbeschreibung der Medizinstudentin, dass zwar spezifisch ethische Fragen gestellt werden, jedoch viele rechtlich und medizinisch relevanten Aspekte unklar bleiben. Nach einer ersten Klärung dieser Aspekte könnte die ethische Analyse vielleicht ganz anders ausfallen. So ist in diesem Fall beispielsweise unklar, auf welcher medizinischen Grundlage überhaupt entschieden wurde, dass eine weitere Rehabilitation nicht sinnvoll sei. Es wäre durchaus denkbar, dass gerade diese Patientin sehr von einer Rehabilitation hätte profitieren können, vielleicht mit dem Wiedererlangen ihrer Selbständigkeit. Diese Frage muss aus medizinischer Sicht gestellt werden, denn es ist bekannt, dass in medizinischen Fachkreisen die Wirksamkeit einer Rehabilitation oft unterschätzt wird. Aus der Ethikarbeit der Studentin geht nicht hervor, ob hier wirklich eine kritische medizinische Auseinandersetzung mit dieser Frage stattgefunden hat. Zudem sind auch elementare juristische Aspekte unklar. War die betroffene Patientin wirklich urteilsunfähig, und konnte sie wirklich nicht in die Entscheidungsfindung miteinbezogen werden? War das Kriterium der Entscheidung wirklich der mutmassliche Wille der Patientin, oder hat man hier einen Wunsch der Angehörigen erfüllt, ohne sich diese Frage zu stellen?

Diese zusätzlichen fachlich-geriatrischen und rechtlichen Fragen sollen im vorliegenden Zusammenhang lediglich aufzeigen, wie viele Spielräume man noch hätte, um der Würde der Patientin noch ausreichend zu entsprechen. Ausserdem sollte deutlich werden, dass die Situationsbeschreibung der Studentin von impliziten Normativitäten durchzogen ist. Das zeigt sich auch im nächsten Beispiel.

2.2 Schachspiel

«Ich würde gerne eine persönlich erlebte Situation […] der Psychiatrie bei einem siebenundsiebzig jährigen Patienten analysieren, die ich als moralisch-ethisch problematisch empfunden habe: Der Patient ist pensioniert, er war in den letzten Jahren mehrfach psychiatrisch hospitalisiert gewesen. Aktuell war er in seiner vierten depressiven Episode stationär in Behandlung. Da ihm langweilig war, konnte ich ihn zu einer Partie Schach motivieren. Schnell wurde klar, dass er weder die nötige Konzentration, noch genügend Selbstsicherheit mitbrachte, um das Spiel zu gewinnen.

Was macht diese Situation so besonders: Nun hätte ich einfach weiterspielen und gewinnen können, das wäre aber für sein Selbstwertgefühl sicher nicht förderlich gewesen. Aufgrund seiner Verfassung hätte ich diesen Sieg als ungerecht empfunden. Oder aber hätte ich ihn gewinnen lassen können, das hätte er als intelligenter Mensch aber wahrscheinlich bemerkt und sich von mir vielleicht nicht genügend ernst genommen gefühlt. Für das grundlegende Vertrauensverhältnis der Arzt-Patienten-Beziehung sehr hinderlich. Dieses Vorgehen hätte nicht meiner moralischen Empfindung von Wahrheit entsprochen.

Welche Fragen beschäftigen mich konkret: Obwohl in einer spielerisch-lockeren Atmosphäre wurde mir schlagartig bewusst, wie besonders subtil die Welt der Depression ist, und konkret von was für ‹nebensächlichen› Details eine Gefühlsentwicklung abhängen kann. Diese Empfindung der ‹wichtigen Details› spürte ich auch bei anderen psychiatrischen und älteren Patienten, doch scheint mir die Situation beim [Schach] am greifbarsten.»

Zitat aus einer Ethikarbeit (Bern 2012)

Ich behalte nur mein Interpretationsmuster vom vorherigen Fall bei, und interpretiere wieder gemäss den Aspekten Empathie (iv), die zukünftige Berufsrolle (v) und den Zeitdimensionen (vi) der geschilderten Situation. Abschliessend ergänze ich die Analyse wiederum mit einem Kommentar aus fachlich-geriatrischer Perspektive.

Ad (iv): Interessanterweise ist der Medizinstudent gemäss seiner Situationsbeschreibung hier wirklich in einem Dilemma. Es gilt für ihn eine Wahl zwischen zwei möglichen Wegen zu treffen, und jede Wahloption kommt mit einem moralischen Preis für ihn selbst daher. Einmal könnte er gemäss den eigenen Fähigkeiten spielen und gewinnen, er sagt aber, dass er dies in der Situation selbst als «ungerecht» empfunden hätte. Zum zweiten hätte er bewusst schlechter spielen können, als es seinen Fähigkeiten entsprach, dies um den Psychiatriepatienten besser miteinzubeziehen, ja gar um ihn vielleicht gewinnen zu lassen. Das habe er aber als unwahr empfunden, er sagt: «Dieses Vorgehen hätte nicht meiner moralischen Empfindung von Wahrheit entsprochen.» (Zweiter Abschnitt, letzter Satz). Um aber überhaupt in dieses moralische Dilemma kommen zu können, muss der Medizinstudent den Patienten vorher als gleichberechtigten Menschen akzeptiert haben. Das ist aus meiner Sicht alles andere als selbstverständlich, und in keinem Fall trivial. Unser Medizinstudent bringt dem Patienten aber den Respekt und die Empathie entgegen, ihn als gleichberechtigen Mit-Spieler in einem Schachspiel sehen zu wollen. Leider löst genau diese implizite normative Grundannahme des Studenten dann sein folgendes moralische Problem aus, nämlich erkennen zu müssen, dass sie beide von ihren Fähigkeiten her nicht gleichberechtigt sind. Das bringt ihn in einen Rollenkonflikt.

Ad (v): Der Rollenkonflikt, in dem sich der Student während des Spiels offensichtlich befand, hat aus meiner Sicht viel damit zu tun, dass Arzt-Patienten-Beziehungen nicht so ‹gleich› sind, wie der Student es für das Schachspiel gern angenommen hätte. Die Arzt-Patienten-Beziehung ist generell immer von ärztlicher Seite konstituiert, und diese Konstitutionsfähigkeit muss zur Professionalität des Arztes oder der Ärztin dazugehören. Es ist gerade die Ärztin, die erstmals die räumlichen, zeitlichen und kommunikativen Gegebenheiten einer Situation aufspannen muss, damit eine Beziehung zwischen ihr und dem Patient überhaupt gestaltet werden kann. Beziehungen ergeben sich nicht von allein. Aus meiner Sicht wird im Studium leider wenig Wert darauf gelegt, zu erklären, dass es enormen Aufwands bedarf, um z. B. Zeit und Raum so zu gestalten, dass überhaupt eine sinnvolle Besprechung zwischen Arzt und Patient möglich ist. Eine trivial erscheinende kurze Besprechung zwischen Arzt und Patient kann leicht fehlschlagen, wenn Raum und Zeit für eben jene Besprechung nicht genug Aufmerksamkeit gewidmet wurden. Eine Karikatur dieses Fehlschlagens ist vielleicht in diesem Schachspiel zu sehen. Natürlich hatte der Student nicht die Absicht, eine Besprechung abzuhalten,, und er war auch gar nicht in der Rolle des behandelnden Arztes. Dennoch scheint dem Studenten hier deutlich klar geworden zu sein, welch unangenehme Folgen es haben kann, wenn man unvorbereitet in Situationen mit Patienten hineinrutscht, die solch enorme Herausforderungen an das eigene (oft nur implizit vorhandene) Verständnis von Fairness und Gleichheit stellen. Vielleicht hätte sich unser Student helfen können, wenn er erst gar nicht versucht hätte, die Rolle des Arztes gedanklich anzunehmen. Es ging in der Situation eigentlich nicht um das «grundlegende Vertrauensverhältnis der Arzt-Patienten-Beziehung» (zweiter Abschnitt), sondern vielmehr nur um einen einfachen Zeitvertreib eines Patienten und eines Auszubildenden.

(vi): Genau dieser ‹Zeitvertreib› eröffnet aber schon wieder die interessanten zeitlichen Dimensionen der Situation. Der Student wäre gar nicht in sein Dilemma geraten, hätte er nicht entschieden, bewusst viel Zeit mit dem Patienten zu verbringen. Ausserdem gestalten sie diese Zeit in einer praktischen Tätigkeit zusammen, in einem gemeinsamen Spiel. Und bei diesem spielerischen Zeitvertreib macht der Student die Erfahrung, dass ihm die «wichtigen Details» einer Depression nun «am greifbarsten» erscheinen (letzter Abschnitt).

Aus einer fachlich medizinischen Sicht ist an dieser Situation wohl auch am interessantesten, dass der Student hier eine Situation schildert, die er vielleicht in der Rolle eines Therapeuten oder eines Angehörigen hätte erleben können, nie aber in der Rolle eines Arztes. Es wird nicht seine Aufgabe als zukünftiger Arzt bzw. Psychiater sein, mit seinen Patienten Schach zu spielen. Die ärztliche Aufgabe bei diesem Patienten wird es zum Beispiel sein, Entscheidungen zur weiteren Abklärung oder zur Therapie herbeizuführen und diese mit dem Patienten zu vereinbaren. Ähnlich den Ambivalenzen beim Schach werden auch solche Entscheidungen deshalb anspruchsvoll sein, weil sie in einem Spannungsfeld zwischen der Bestimmung durch den Patienten und Bestimmungsvorschlägen durch den Arzt charakterisiert sein werden. Wieder können sich Dilemmata ergeben. Von dieser Seite hören wir jedoch in diesem Fallbeschrieb nichts. Die Arbeit geht nicht auf Herausforderungen ein, die sich aus einem ärztlichen Kontakt mit dem Patienten ergeben haben. Es stellt sich zudem die Frage, welche Rolle dem Studenten überhaupt in seinem Blockunterricht zugewiesen wurde. War es überhaupt aus einer therapeutischen Sicht sinnvoll, dass er die Rolle eines ‹Aktivierungstherapeuten› übernahm? War die Rolle des Studierenden für alle Beteiligten klar? Konnte der Student diesem Patienten in einer ärztlichen Berufsrolle begegnen oder beschränkte sich seine Rolle auf nichtärztliche Tätigkeiten? Eine solche kritische Analyse ist entscheidend für die Reflexion seiner Berufsrolle, wie sie im Rahmen der vorliegend dargestellten Ethikarbeiten erwartet wird.

III. Narrative Ethik – die ‹Würde› in *Storys* aufzeigen …

Der Narration ist in den letzten Jahren in der biomedizinethischen Debatte einige Beachtung geschenkt worden. Manchmal ist sogar von ‹narrativer Ethik› die Rede.[10] Unter narrativer Ethik kann ein Zugang verstanden werden, der den Wert- und Normvorstellungen in persönlichen Erzählungen besondere Beachtung schenkt. Ein herausragendes Beispiel, um diesen ethischen Zugang besser kennenzulernen, stellt das Werk von Margaret Urban Walker dar. Ihr gelingt es aufzuzeigen, warum unsere Erzählungen für unsere Identitäten und unser Zusammenleben wichtig, gar konstitutiv sind, und sie macht deutlich, wie wir diese Erkenntnisse für die Disziplin der Ethik nutzen können. In ihrem Buch *Moral Understandings*[11] zeigt sie z. B. auf, dass entscheidende Wertvorstellungen in unseren Erzählungen oft implizit vorhanden sind, dass es aber gerade diese impliziten Normativitäten sind, die wir erkennen müssen, weil sie sowohl unser praktisches Verhalten als auch unsere theoretischen Konzepte beeinflussen. Für den vorliegenden Zusammenhang – Ethikunterricht im Medizinstudium im Zusammenhang mit älteren Patienten und der (wie auch immer greifbar zu machenden) Patientenwürde –, ergibt sich für uns deshalb die Forderung, den Erzählungen von Studierenden noch mehr Beachtung zu schenken, wie vorliegend z. B. durch Analyse ihrer schriftlichen Situationsbeschreibungen. Ich zitiere Walker dazu:

> «Our (narratives), moral and otherwise, are produced by and in histories of specific relationships, and those connections to others that invite and bind us are themselves the expression of some things we value.»[12]

Illustrativ an dieser Aussage erscheint mir für den vorliegenden Zusammenhang zum einen, dass für Walker unsere Narrationen immer Ausdruck von speziellen Beziehungen sind (*specific relationships*), die wir mit anderen Menschen eingehen, und gerade wie wir diese Beziehungen gestalten, das ist zum anderen in sich selbst ein Ausdruck davon, welche Dinge wir wertschätzen (*the expression of some things we value*).

---

10 Man kann hier verweisen auf Autoren wie Arthur W. Frank, Dietmar Mieth, Hilde Lindemann und Margaret U. Walker. Weitere Präzisierungen zur narrativen Ethik finden sich bei Guy Widdershoven, Ethics and Narratives, in: The Narrative Study of Lives, 4, 1996, 275–287 oder z. B. bei Rouven Porz, Zwischen Entscheidung und Entfremdung, Paderborn, Mentis, 2008.

11 Margaret U. Walker, Moral Understandings. A Feminist Study in Ethics, 2nd edition, Oxford, Oxford University Press, 2007.

12 Vgl. Walker 2007 (Anm. 11), 119.

Wenn wir die beiden vorgestellten Ethikarbeiten unter diesem Blickwinkel betrachten, dann zeigen diese Narrationen somit Situationen auf, in denen zukünftige Ärzte Beziehungen mit Patienten und Angehörigen eingegangen sind. Und wichtiger als das, die Narrationen zeigen weiter auf, wie diese zukünftigen Ärzte diese Beziehungsmomente retrospektiv in Worte fassen, was ihnen an den Situationen wichtig erschien (aus ethischer Sicht) und was ihnen bedenklich schien (und damit ihr schlechtes moralisches Bauchgefühl auslöste). In diesem narrativen Zugang zur klinischen Ethik wird somit hervorgehoben, dass es immer Beziehungen sind, die unter Menschen konstruiert werden, und dass mit diesen Beziehungen notwendigerweise Abhängigkeiten einhergehen. Ausserdem wird in diesem narrativen Zugang betont, dass unsere Identitäten und Berufsrollen immer in Erzählungen gefasst sind und dass es damit gar als *conditio humana* verstanden werden kann, dass der Mensch im Allgemeinen und im Speziellen immer ein *story-telling-agent* bleibt.[13]

Auf der anderen Seite ist hier eine gewisse Vorsicht geboten. Mit dem Schwerpunkt auf Geschichten, d. h. *stories* bzw. *narratives,* soll nicht gemeint sein, dass jeder einfach alles erzählen kann oder darf. Die Geschichten und Erzählungen, die unser Zusammenleben konstituieren, und um die es uns hier in der narrativen Ethik primär geht, sind nicht Märchen, *fairy tales,* und schon gar nicht *science fiction.* Das Augenmerk auf solch imaginären Geschichten wäre ein ganz anderer Zugang. Uns geht es hier vorliegend um reale Geschichten, so real wie die beiden Fallbeschreibungen der Studierenden. Um ‹reale› Geschichten von ‹imaginären› Geschichten abzugrenzen, führt z. B. Hilde Lindemann eine hilfreiche Charakterisierung ein. Reale Geschichten müssen den Zuhörenden eine sinnvolle Bedeutung vermitteln, anschaulich und selektiv sein und sie müssen interpretierende bzw. verbindende Elemente enthalten, die somit ein Gesamtverständnis verkörpern:

«The depictive, selective, interpretative and connective features of a story all work together to give the story its overall meaning […] [in] that it differs notably from a chronicle. A chronicle is just one damned thing after another, whereas a story embodies meaning.»[14]

---

13   Vgl. Rouven Porz / Elleke Landeweer / Guy Widdershoven, Theory and practice of clinical ethics support services: narrative and hermeneutical perspectives, in Bioethics (Special Issue: ‹Clinical Ethics Support Services›) 2011, 25:7, 354–360.

14   Hilde Lindemann, Damaged identities, narrative repair, Ithaca, Cornell University Press, 2001, 15.

Chroniken sind Aneinanderreihungen von vermeintlichen Fakten, Storys müssen anders zusammengebaut werden. Aber sie können nicht einfach aus der Luft gegriffen werden. Es kann sich bei ‹realen› Storys nicht um Chroniken handeln, genauso wenig wie um Phantasiegebilde. Eine gute reale Story muss gewissen Gütekriterien genügen. Hilde Lindemann führt dazu weiter aus: Die Geschichte, die jemand erzählt, muss für Außenstehende nachvollziehbar sein. Sie muss sich an den alltäglichen Handlungen des Betreffenden messen lassen. Sie muss diese Handlungen verständlich erklären und auch in ihren Gewichtungen bzw. Proportionen stimmig wirken:

> «[…] a good […] story meets the three credibility criteria of correlation of action, strong explanatory power and heft.»[15]

In Zusammenfassung der beiden Zitate kann man sagen: Reale Stories sind somit anschaulich, sie wählen bestimmte Gegebenheiten aus, es finden sich Interpretationen darin, die Zusammenhänge passen zu den Handlungen des Erzählenden, sie haben einen sinnvollen Erklärungswert und die Proportionen erscheinen dem Zuhörenden stimmig. Alle diese Kriterien passen zu den Situationsbeschreibungen der beiden Studierenden. Wir können uns die alte sterbende Frau vorstellen, die Geschichte ist in der Situationsbeschreibung so erzählt, dass wir gerade genug Informationen haben, um uns ein ‹Bild› zu machen. Auch die Rolle der Studentin scheint stimmig. Würde sie z. B. erzählen, sie habe selbst mit den Angehörigen über den Tod philosophiert und dabei den Morphinperfusor bedient, würde sie angeben oder übertreiben, dann wäre für uns Zuhörende sehr leicht die Grenze zwischen Realität und Imagination überschritten. Würde sich z. B. weiter herausstellen, dass die psychiatrische Abteilung im zweiten Beispiel gar nicht über ein Schachspiel verfügt, dann hätte die zweite Fallbeschreibung jegliche *correlation with action* verloren.

Somit bleibt festzuhalten: Wenn wir einen stärkeren narrativen Zugang in der klinischen Ethik fordern, dann muss auch deutlich bleiben, dass die narrative Analyse gewissen Gütekriterien entsprechen muss. Dennoch sind wir überzeugt, dass sich aus diesen narrativ-phänomenologschen Zugängen hilfreiche Ansätze und didaktische Ideen ergeben,, wie der hier beschriebene Ethikunterricht bei Medizinstudenten weitergeführt werden kann. Unbeantwortet bleibt für den Moment, ob und wie das Konzept der ‹Würde› stärker in den Unterricht eingebaut werden sollte. Es hat sich in unseren Interpretationen deutlich gezeigt, dass in den impliziten normativen Annahmen

---

15 Lindemann 2001 (Anm. 14), 151.

der Studierenden durchaus starke Vorstellungen von Respekt und Gleichheit aller Menschen vorhanden sind. Wir denken deshalb, dass es sich lohnen könnte, das Konzept der Patientenwürde eher bottom-up für die Studierenden sichtbar zu machen, indem man sie auf ihre eigenen normativen Grundannahmen aufmerksam macht, als das Konzept der Menschenwürde *top-down* als Prinzip einzuführen, mit dem dann eine gewisse Unbestimmtheit und Leere einhergehen könnte, wenn den Studierenden unklar bleibt, wie Menschenwürde ‹operationalisiert› werden kann. Da sie aber in ihren alltäglichen Beziehungen mit Patienten diese Operationalisierung im Aufbau von Beziehungen immer wieder selber vollziehen müssen, scheint es uns sinnvoller, sie eben gerade darauf aufmerksam zu machen. Auf der anderen Seite hat es sich auch gezeigt, dass ein solcher Unterricht nicht losgelöst von den genuin medizinischen Fragen und rechtlichen Rahmenbedingungen durchgeführt werden kann. In beiden Storys blieben wichtige rechtliche und medizinische Fragen offen, deren Analyse vielleicht auch weitere ethische Aspekte und Werte in einem neuen Licht erscheinen lassen könnte.

Settimio Monteverde

Die Versprachlichung verletzter Würde
Perspektiven für den Ethikunterrichts in der Pflegeausbildung

«The universe of dignity and health now
awaits full discovery, and its Copernicus,
Galileo and Newton.»

Jonathan Mann[1]

I. Menschenwürde und Vulnerabilität

Wohin mit der Menschenwürde? Sollten wir uns vom Vorwurf der Nutzlosigkeit dieses Begriffs inspirieren lassen, ihn als solchen meiden und stattdessen in Alltagssprache deklinieren, was wir «wirklich» damit meinen – dann etwa, wenn wir von einem menschenunwürdigen Umgang mit demenzerkrankten Bewohnern sprechen?[2] Oder sollten wir stattdessen am Begriff festhalten und die Vielschichtigkeit des damit Gemeinten bewusst erhalten, von der anthropologischen Zuschreibung, kulturellen Erklärung bis zur ethischen Forderung? Zu welcher Antwort man auch immer neigt, die ethische Diskussion der vergangenen Jahre hat gezeigt, dass die Begründung beiderlei Optionen ihre Tücken hat. Und in ihren radikalen Ausformulierungen sind beide Optionen für den klinisch-ethischen Diskurs in den Praxisfeldern der Medizin und Pflege gleichermassen unbrauchbar und kontraintuitiv.

Eine Sichtung der medizin- und pflegeethischen Literatur belegt, dass Menschenwürde wirkungsgeschichtlich nicht wegzudenken ist und jeglichen Eliminationsversuchen trotzt. Sie erscheint aber vorwiegend im Kontext selbst- oder fremdzugeschriebener Würde*verletzung*:

---

1 Jonathan Mann, Dignity and health: the UDHR's revolutionary first article, in: Health Hum Rights 3, 1998, 31–38 (38).

2 Vgl. Ruth Macklin, Dignity is a useless concept. It means no more than respect for persons or their autonomy, in: BMJ 327, 2003, 1419–1420. Die Personenbezeichnungen gelten sinngemäss für beide Geschlechter.

- Erstens dort, wo Menschen aufgrund von Alter, Krankheit, Gebrechlichkeit oder Behinderung ihre Interessen nicht wahrnehmen können und auf stellvertretendes Handeln angewiesen sind (z. B. die wirksame Einwilligung in diagnostische oder therapeutische Handlungen).[3]
- Zweitens dort, wo Menschen durch ebendiese Umstände, aber auch infolge weiterer (z. B. institutionsbedingter) Rahmenbedingungen einen Verlust an Selbstachtung erfahren (z. B. «grosszügige» Verabreichung von Psychopharmaka bei «verhaltensauffälligen» psychogeriatrischen Patienten, Aufnahme und Veröffentlichung von Bildern, die die Intimsphäre der Bewohner mit einer demenziellen Erkrankung verletzen).[4]

Diese auf die Interessenswahrnehmung und die Selbstachtung bezogene Umschreibung wahrgenommener Würdeverletzung findet sich auch in der philosophischen Forschung.[5] Sie korreliert in hohem Masse mit dem Begriff der *Vulnerabilität*, der zunächst in der Ethik der Humanforschung und danach in der allgemeinen Medizinethik erscheint.[6] Vulnerabilität steht ursprünglich für die Asymmetrie zwischen Forschungsteilnehmenden und Forschenden und begründet entsprechende Schutzpflichten, wird aber sukzessive ausgeweitet auf Menschen, die auf medizinisch-pflegerische Hilfe angewiesen sind und auf Schutzpflichten von Fachpersonen und Institutio-

---

3   Vgl. Ann Gallagher, Dignity and respect for dignity – two key health professional values: implications for nursing practice, in: Nurs Ethics 11, 2004, 587–599; Edmund D. Pellegrino, The lived experience of human dignity: The President`s Council on Bioethics (Hg.), Human dignity and bioethics, Washington D.C. 2008, 513–539.

4   Vgl. David Seedhouse / Ann Gallagher, Undignyfing institutions, in: JME 28, 2002, 368–372; Ann Gallagher / Sarah Li / Paul Wainwright / Ian Rees Jones / Diana Lee, Dignity in the care of older people – a review of the theoretical and empirical literature, in: BMC Nursing 7, 2008, doi: 10.1186/1472-6955-7-11.

5   Vgl. Peter Schaber, Menschenwürde und Selbstachtung. Ein Vorschlag zum Verständnis der Menschenwürde, in: Emil Angehrn / Bernard Baertschi (Hg.), Menschenwürde / La dignité de l`être humain, Basel 2004, 93–106; ders., Menschenwürde, Stuttgart 2012.

6   Vgl. Phil Bielby, Competence and vulnerability in biomedical research, Dordrecht 2008; Avishai Margalit, Politik der Würde, Über Achtung und Verachtung, Berlin 2012, ferner Seedhouse und Gallagher 2002 (Anm. 4).

nen der Gesundheitsversorgung.[7] Der innere Nexus zwischen Vulnerabilität und Menschenwürde besteht darin, dass Vulnerabilität immer mit einem erhöhten Potenzial für Würdeverletzungen einhergeht.[8] Dies führte den Psychiater Harvey Chochinov dazu, den Erhalt der Menschenwürde als Teil des Repertoires ärztlicher Therapeutik am Lebensende zu fordern. Unabhängig davon, was man von einer operationalisierten Menschenwürde im Sinne einer «dignity therapy»[9] auch halten mag, sie zeigt auf, dass die klinische Diskussion von der oftmals polarisierenden philosophischen Diskussion weitgehend unberührt blieb: In unzähligen Ethikkodizes, Klinikleitbildern und Pflegekonzepten hat Menschenwürde ihren festen «Sitz im Leben». Er bezeugt, dass dieser Begriff zwar durchaus viele «Konnotationen» hat, aber, aber auch viele «Denotationen» im Sinne realer Vorstellungen eines würde-erhaltenden Umgangs mit pflegebedürftigen Menschen.[10] Diese aber sind für das ethische Selbstverständnis therapeutischer Berufe unverzichtbar, gerade *weil* Vulnerabilität eine Grundkonstellation therapeutischen Handelns ist, dem folglich *grundsätzlich* ein Potenzial der Würdeverletzung innewohnt. So erstaunt es nicht, dass gerade im Rahmen einer zunehmend auf Evidenz basierten Medizin und Pflege Menschenwürde ein Revival erfährt. Eine orientierende Kraft wird ihr zugeschrieben in einem Gesundheitssystem, das sich durch immer schwerer durchschaubare und entscheidbare Handlungs-zwänge auszeichnet, so etwa bei der Suche nach reliablen Kriterien in der Allokation knapper medizinischer und pflegerischer Güter.[11] Doch ist der Begriff einmal hinübergerettet, folgt die Schwierigkeit, ihn – jenseits des faktischen Sprachgebrauchs – so zu konzeptualisieren, dass er die mit seiner Verwendung verbundenen Erwartungen auch erfüllt, sowohl in deskriptiver

---

7   Vgl. Sabine Pleschberger, Dignity and the challenge of dying in nursing homes: the residents` view, in: Age and Ageing 36, 2007, 197–202.

8   «Dignity-conserving care offers an approach that clinicians can use to explicitly target the maintenance of dignity as a therapeutic objective and as a principle of bedside care for patients nearing death.» Harvey Max Chochinov, Dignity conserving care – a new model for palliative care, in: JAMA 287, 2002, 2253–2260 (2253).

9   Harvey Max Chochinov et al., Effect of dignity therapy on distress and end-of-life experience in terminally ill patients: a randomised controlled trial, in: Lancet Oncol 12, 2011, 753–762.

10   Vgl. Dieter Birnbacher, Mehrdeutigkeiten im Begriff der Menschenwürde, in: Aufklärung und Kritik 1, 1995, 4–13.

11   Vgl. Nora Jacobson, Dignity violation in health care, in: Qual Health Res 19, 2009, 1536–1547.

als auch in normativer Hinsicht. Sodann gilt es zu klären, welche Konsequenzen sich für die Aus- und Weiterbildung der Gesundheitsberufe daraus ergeben. Der vorliegende Beitrag unternimmt den Versuch, eine solche Konzeptualisierung für das Handlungsfeld der Pflegepädagogik nachzuzeichnen. Er geht der Frage nach, was der Menschenwürdebegriff im Pflegestudium leisten muss, um angesichts potenzieller oder erfahrener Würdeverletzung von Patienten, Bewohnern, nicht zuletzt auch von Studierenden selbst, eine orientierende Kraft zu haben. Wie aufgezeigt wird, kann die Thematisierung der Menschenwürde im Pflegestudium Studierende in die Lage versetzen, exemplarische Würdeverletzungen als solche aufzudecken und Situationen zu benennen, in denen Patienten und Bewohner in ihrem Würdeanspruch verletzt werden. Doch die Schärfung eines solchen «diagnostischen Blicks» *allein* entspräche einer perspektivischen Verkürzung des pädagogischen Gehalts von Menschenwürde. Denn die Anerkennung der Würde anderer ist als zutiefst intersubjektives Geschehen aufzufassen, das die alle beteiligten Akteure in ihrem Würdeanspruch verbindet.

II. Im Zentrum pflegerischen Handelns

Menschenwürde als Gegenstand des Pflegestudiums entfaltet in Anlehnung an Kant erst dann ihren vollen Gehalt, wenn ihre Thematisierung zum Ziel hat, die Selbstachtung Studierender pädagogisch zu fördern und bildungspolitisch zu fordern. Eine solche Selbstachtung setzt immer an der Anerkennung der Autonomiefähigkeit von Studierenden an. Dieses doppelte Verständnis des Selbst- und Fremdbezugs von Menschenwürde fördert somit die moralische Sozialisation von Studierenden und ihre Integration in die Berufswelt.[12]

Einen Schritt in ebendiese Richtung gehen die Ethikrichtlinien des Schweizerischen Berufsverbands der Pflegefachfrauen und Fachmänner. Sie heben erstmals 1998 und in den Revisionen von 2003 und 2013 den zentralen Stellenwert der Menschenwürde hervor: «Die Würde des Menschen steht im Zentrum des pflegerischen Handelns.»[13] Über diesen Leitsatz hinaus be-

---

12 Vgl. Johannes Giesinger: Kant on dignity and education, in: Educational Theory 62, 2012, 609–620.

13 Schweizer Berufsverband der Pflegefachfrauen und Fachmänner, Ethik und Pflegepraxis, Bern 2013.

schreiben die Richtlinien Rahmenbedingungen, unter denen pflegerisches Handeln zu moralisch verantwortetem Handeln wird. Dies geschieht seit der Version von 2003 im Wesentlichen als Entfaltung der vier Prinzipien der biomedizinischen Ethik von Tom Beauchamp und James Childress für den Pflegealltag und einer tugendethischen Erweiterung, die als Grundlage gelungener Güterabwägungen vorgestellt wird.[14] Der Leitsatz spricht nicht von der Würde von Pflegeempfängern, sondern von *Menschen*. Damit zeigt er auf, dass sich das ethische Ziel der Achtung anderer nicht in funktionalen Beziehungen erschöpft, die Vulnerabilität und damit auch das Potenzial für Würdeverletzungen erst generieren (Patient versus Pflegeperson). Vielmehr ist erst die Selbstachtung die Grundlage authentischer Achtung des anderen. Dies mag obsolet klingen, doch gerade für die Artikulierung der Pflegeethik ist dieser zweite Aspekt von grösster Wichtigkeit, schwang doch in «klassischen» Formulierungen des Pflegethos, wie sie vor rund 150 Jahren mit dem Aufkommen der pflegerischen Berufsausbildung formuliert wurden, immer auch die Forderung nach Selbstverleugnung, Aufopferungsbereitschaft und Unterwerfung unter die starre Hierarchie der Krankenhausstruktur mit. Auch wenn aus historischer Perspektive solche Tugenden das Ziel verfolgten, die Reputation des Pflegeberufs aufzuzeigen und als erstes Stadium einer Professionalisierung betrachtet werden können, sind sie für heute Pflegende nicht mehr nachvollziehbar, schwingen aber in zahlreichen Klischeevorstellungen der «guten Krankenschwester» immer noch mit.[15] Die Forderung nach einer «würdeerhaltenden» Pflege wird dann als Druckmittel missbraucht, wenn nicht gleichzeitig die Institution in die Pflicht genommen wird, die dazu erforderlichen Rahmenbedingungen zu schaffen. Ein überzogener und inhaltlich überfrachteter Menschenwürdebegriff droht, gerade in einem Zeitalter professionalisierter, akademisierter und zunehmend evidenzbasierter Pflege alte Klischeevorstellungen wieder wachzurufen. Nicht ganz auszuschliessen ist eine solche Leseart beispielsweise in der Version von 2002 der Ethikrichtlinien des britischen Nursing and Midwifery Council: «You are *personally accountable* [H.d.V.] for ensuring that you

---

14 Vgl. Tom Beauchamp / James Childress, Principles of biomedical ethics, Oxford [7]2013.

15 Wurde vor 20 Jahren in der Öffentlichkeit noch heftigst kritisiert, dass Pflegende im Kampf um bessere Arbeitsbedingungen «auf die Strasse gingen» statt «beim Patienten waren», stellen Streikaktionen Pflegender heutzutage weltweit keine Besonderheit mehr dar. Vgl. Megan-Jane Johnstone, Bioethics – a nursing perspective, Sydney [5]2009.

promote and protect the interests and dignity of patients and clients.» Dieser Satz wurde in der neuen Version der Richtlinien von 2008 abgeschwächt: «You must make the care of people your first concern, treating them as individuals and *respecting their dignity* [H. d. V.].»[16]

Im Anerkennen der eigenen Würde wurzelt die Anerkennung des Würdeanspruchs des anderen. Dabei ist es von Bedeutung, dass es im Rahmen einer solchen «Anerkennungsgemeinschaft» keine Rolle spielt, ob Würde durch die moralischen Akteure selbst oder stellvertretend wahrgenommen wird, so etwa in den Interaktionen von Pflegenden mit Menschen, die temporär oder dauerhaft urteilsunfähig sind. Wie Johannes Eurich beschreibt, entkoppelt sich dadurch der Würdeanspruch des Individuums von seinen aktualen Fähigkeiten, Selbstachtung zu üben.[17] Dies entspricht zweifelsohne einer Grundüberzeugung innerhalb des Pflegeethos und erklärt ethische Belastungen von Pflegenden, die in der Langzeitpflege tätig sind.[18] Unscharf bleibt bei Eurich allerdings die Differenzierung zwischen Menschenbildern *in der* Pflege (also an den Orten, wo Pflege stattfindet) und Menschenbildern *der* Pflege (als Expressionen des Pflegeethos), aber auch die zwischen Pflege*praxis* (mit dem oben beschriebenen, systemisch bedingten Potenzial an Würdeverletzungen) und Pflege*ethik* (als kritische Reflexion dieser Praxis). Letztere beruft sich durchgehend auf ein raum-zeit-leibliches Menschenbild im Umgang mit Menschen mit Demenz, rekurriert dabei aber nicht exklusiv auf christliche oder «transempirische» Würdekonzeptionen, sondern auf alternative Ethiktraditionen wie Kommunitarismus, Feminismus oder die narrative Ethik.[19]

---

16 Nursing and Midwifery Council, The Code – standards of conduct, performance and ethics for nurses and midwives, London 2008.

17 Vgl. Johannes Eurich, Eingeschränkte Menschenwürde – Unterschiedliche Menschenbilder in der Pflege und ihre Folgen für Menschen mit Demenzerkrankung, in: Pflege & Gesellschaft 13, 2008, 350–362.

18 Vgl. Rita Jakobsen / Venke Sørlie, Dignity of older people in a nursing home: Narratives of care providers, in: Nurs Ethics 17, 2010, 289–300; ferner Nora Jacobson, Dignity and health: A review, in: Social Science & Medicine 64, 2007, 292–302.

19 Zur Heuristik von Würde für die Pflegeethik vgl. Gallagher (Anm. 4), zur Bedeutung, die die Empirie darin hat vgl. Jakobsen und Jacobson (Anm. 18).

III. Die Heuristik verletzter Würde

In den Interaktionen zwischen Pflegenden und Gepflegten und in den Systemen, in denen diese stattfinden, kann folglich Menschenwürde als reziproker Anerkennungsprozess beschrieben werden, der durch die Rahmenbedingungen pflegerischen Handelns gefördert oder aber erschwert wird. Obwohl Menschenwürde vorwiegend im negativen Kontext erscheint, lässt sich unschwer behaupten, dass Menschenwürde positiv dort gewahrt ist, wo ein solcher Anerkennungsprozess gelingt, Patienten und Bewohner in ihrer Vulnerabilität geschützt und als gleichberechtigte Partner im Planen und Ausführen von Pflege wahrgenommen werden. Doch eine nähere Bestimmung dessen, was Pflege «würdevoll» macht, ist begrifflich schwer zu leisten. Aus der qualitativen Forschung imponiert deshalb die erfahrene *Würdeverletzung* sowohl von Pflegebedürftigen als auch von Pflegenden selbst. Sie kann verschiedene Formen annehmen. Ihnen gemeinsam ist, dass sie auf die subjektive Erfahrung zurückgreifen und auf Vorstellungen, die die Befragten selbst mit dem Begriff der Würde assoziieren. Auf dieser Grundlage gelingt es Jonathan Mann, mittels umfangreicher Interviews folgende Taxonomie der Würdeverletzungen zu beschreiben:[20]

1. Nicht gesehen werden
2. Gesehen werden, aber nur als Mitglied einer Gruppe
3. Verletzung der Privatsphäre
4. Erniedrigung

Mojgan Khademi und Kolleginnen[21] beschreiben andererseits in ihren Interviews Würdeverletzungen Pflegender, die in folgenden 4 Dimensionen geschehen:

1. Respektlosigkeit (Unterkategorien: Machtmissbrauch und Gewalt, Erniedrigung und Verleugnung)
2. Zwang und Verletzung der Autonomie (Unterkategorien: Zwang und Starrheit, Verletzung der Privatsphäre)
3. Leugnung der professionellen und wissenschaftlichen Fähigkeit

---

20 Siehe Mann 1998 (Anm. 1).
21 Mojgan Khademi / Eesa Mohammadi / Zohreh Vanaki, Nurses` experiences of violation of their dignity, in: Nurs Ethics 19, 2012, 328–340; Joan Liaschenko / Elizabeth Peter, Nursing ethics and conceptualizations of nursing: profession, practice and work, in: J Adv Nursing 46, 488–495.

4. Verachtung des Wertes pflegerischer Arbeit (Unterkategorien: Ungleichheit zwischen Anstrengung und Nutzen; Pflege im Schatten der Behandlung)

Obschon beide Untersuchungen unabhängig voneinander, mit verschiedenen Populationen und in unterschiedlichen kulturellen Kontexten durchgeführt worden sind, ist die semantische Nähe der Ergebnisse auffallend. Was die Wahrnehmung Pflegender anbelangt ist sie kennzeichnend für einen Beruf, der sich im medizinischen Setting oftmals im «Schatten» der Institution und des Ärzteberufs sah. Vor dem Hintergrund erfahrener Würdeverletzung wird das Potenzial an Würdeverletzung im systemischen Kontext therapeutischer Beziehungen auf neue Weise sichtbar. So erstaunt es nicht, dass das in Europa und den USA zunehmend für die Planung der Pflege eingesetzte Klassifikationssystem der sog. Pflegediagnosen nach NANDA (urspr. North American Nursing Diagnosis Association) erstmals 2006 in der Domäne «Selbstwahrnehmung» die Diagnose «Risiko für kompromittierte Würde» (risk of compromised dignity) aufführt.[22] Die mitgelieferte Definition von Würde als «Risiko des wahrgenommenen Verlusts an Respekt und Ehre» (risk for perceived loss of respect and honor) ist wegen ihres zirkulären Charakters zweifelsohne problematisch, weil das zu Definierende (hier Würde) mit etwas synonym Gedachten und wiederum Definitionsbedürftigen (hier Respekt und Ehre) zusammenfällt.[23]

Überhaupt stellt die Zirkularität vieler Definitionen der Menschenwürde und die von Maier und Shibles[24] beschriebenen logischen Fehlschlüsse, die damit zusammenhängen, eine ernst zu nehmende Herausforderung an jeden Versuch der Operationalisierung des Würdebegriffs innerhalb der Angewandten Ethik dar.[25] Trotzdem folgt daraus nicht notwendigerweise, dass der Begriff als solcher völlig bedeutungsoffen ist, wie Maier und Shibles suggerieren: «‹Dignity› is a value term like, ‹good› and, as such, it is an open-context term, which could mean anything, and usually does.»[26] Und zwar deswegen nicht, weil Würde nicht nur ein Wertbegriff (*value term*) ist, der sozusagen die *Modalität* zwischenmenschliches Handelns beschreibt (also

---

22 NANDA International, Nursing Diagnoses – Definitions and Classification 2012–2014. Hg. Heather Herdman, Oxford 2012, 204.

23 Vgl. Barbara Maier / Warren Shibles, The philosophy and practice of medicine and bioethics. A naturalistic-humanistic approach, Dordrecht 2011, 16.

24 Vgl. Maier / Shibles 2011 (Anm. 23).

25 Vgl. Maier / Shibles 2011 (Anm. 23) 391ff.

26 Maier / Shibles 2011 (Anm. 23) 391.

den menschenwürdigen Umgang mit Menschen). Wie oben geschildert, sind mit Menschenwürde durchaus *materiale* Zielvorstellungen beschrieben, die ein solches Handeln verwirklichen sollte und die keineswegs beliebig sind. Sie lassen sich, wie erwähnt, an spezifischen Indikatoren sowohl erhaltener als auch verletzter Würde festmachen. Im Rahmen des fähigkeitsorientierten Ansatzes von Martha Nussbaum etwa können sie unschwer als Ermöglichungsbedingungen eines gelingenden Lebens verstanden werden.[27] Deswegen wäre z. B. die Behauptung, es sei völlig bedeutungsoffen oder beliebig, worin menschenwürdige Pflege besteht, nicht nur kontraintuitiv, sie widerspräche auch dem gegenwärtigen Wissensstand.

Die in der Pflegediagnose nach NANDA aufgeführten Risikofaktoren sind als ermittelte Indikatoren selbst oder stellvertretend wahrgenommener Würdeverletzung ausserordentlich aufschlussreich: Sie reichen von kulturellen und kommunikativen Aspekten, der Beteiligung an Entscheidungsprozessen, dem Gefühl, ausgeliefert zu sein, der Erfahrung des Kontrollverlusts, der wahrgenommenen entmenschlichenden Behandlung und Demütigung bis zur Verletzung der körperliche Integrität und Stigmatisierung.[28] Auch wenn bei einigen dieser Risikofaktoren der Vorwurf des zirkulären Charakters nicht ganz von der Hand zu weisen ist: In ihnen zeigt sich der Horizont pflegerischen Handelns, der durch die Forderung nach einer menschenwürdigen Pflege abgesteckt ist und alle am Prozess der Erbringung von Pflege beteiligten Personen umfasst.

IV. Menschenwürde und Ausbildung im Arzt- und Pflegeberuf

Angesichts des systemisch bedingten Potenzials an Würdeverletzung fordert die Achtung der Menschenwürde *minimal*, dass jede Limitierung von Freiheitsräumen im Medizin- und Pflegealltag ethisch begründet ist, gerade auch angesichts komplexer werdender Schnittstellen zwischen Ethik, Recht, Forschung und guter klinischer Praxis. Eine solche Limitierung von Frei-

---

27 Vgl. Martha Nussbaum, 2000, Women and human development – the capabilities approach, Cambridge 2000, 72f.

28 Cultural incongruity, disclosure of confidential information, exposure of the body, inadequate participation in decision-making, loss of control of body functions, perceived dehumanizing treatment, perceived humiliation, perceived intrusion by clinicians, perceived invasion of privacy, stigmatizing label, use of undefined medical terms; s.a. Maier / Shibles 2011 (Anm. 23).

heitsräumen wäre menschenunwürdig, wenn sie dem Wohl des Patienten zuwiderläuft und seine Verwirklichungschancen in Bezug auf wichtige Grundgüter unterminiert, zu denen nach John Rawls auch die sozialen Grundlagen der Selbstachtung gehören (*social bases of self-respect*).[29] Freilich gilt dies nur so lange, wie dadurch nicht wesentliche und vergleichbare Interessen von Drittpersonen tangiert werden.[30]

Aus den Anforderungen, die sich daraus für Institutionen und den in ihnen wirkenden Fachpersonen ergeben, wird auch nachvollziehbar, dass die Thematisierung der Menschenwürde bereits in der Schule und Berufsausbildung resp. Studium anzusetzen hat.[31] Sowohl für die pflegerische als auch für die ärztliche Grundausbildung sind Lernziel- und Kompetenzkataloge formuliert, die in unterschiedlichen Kontexten auf die Menschenwürde Bezug nehmen. So nimmt z. B. der Schweizerische Lernzielkatalog für das Medizinstudium (SCLO)[32] in seiner 2. Auflage von 2008 die Menschenwürdethematik an zwei Stellen explizit auf:

—   Erstens zeigt die Arztperson im Kontext einer klinischen Untersuchung, dass sie bei deren Durchführung die Würde des Patienten wahrt.[33]

—   Zweitens erkennt sie die durch die Krankheitssituation des Patienten bedingte Gefährdung seiner Autonomie und Würde.[34]

---

29   John Rawls, Justice as fairness – a restatement. Cambridge 2001, 57ff. Im Rahmen seiner Gerechtigkeitsgrundsätze führt Rawls zur Bestimmung derer, die am wenigsten bevorteilt sind, eine normative Güterlehre ein. Diese umfasst neben positiven und negativen Grundfreiheiten auch Ermöglichungsbedingungen eines menschenwürdigen Lebens, die die Gesellschaft in ihren Institutionen bereitzustellen hat. Als fünftes Gut auf der Liste primärer Güter führt er auf: «The social bases of self-respect, understood as those aspects of basic institutions normally essential if citizens are to have a lively sense of their worth as persons and to be able to advance their ends with self-confidence.» (59)

30   Vgl. Gallagher et al. 2008 (Anm. 4).

31   Vgl. Giesinger 2012 (Anm. 13).

32   Joint Commission of Swiss Medical Schools, Swiss Catalogue of Learning Objectives for Undergraduate Medical Training (SCLO), Bern ²2008; abrufbar unter www.smifk.ch

33   «The physician masters clinical examination techniques to elicit relevant clinical signs and uses a coordinated approach to the examination respecting patient dignity.» SCLO 2008 (Anm. 32), 20.

Während das erstgenannte Lernziel – der kanadischen Taxonomie nach CanMEDS folgend[35] – zur übergreifenden Rolle des medizinischen Experten (medical expert) gehört, führt das zweitgenannte in die Domäne der Professionalität, die im englischen Sprachgebrauch eine explizit berufsethische Konnotation hat. In beiden Formulierungen zeigt sich sozusagen eine *horizontale*, im täglichen Umgang mit Patienten die Würde wahrende, und eine *vertikale*, die grundsätzliche Vulnerabilität und Asymmetrie des Patienten anerkennende Dimension therapeutischen Handelns, die vom Therapeuten gleichermassen Kompetenz erfordert. Sie zeigt, dass die Operationalisierung von Menschenwürde Verfügungs- und Orientierungswissen voraussetzt, die Gegenstand des Ethikunterrichts, aber auch des Unterrichts in klinischen Fächern sind. Dasselbe lässt sich direkt auch auf das Pflegestudium übertragen. Hier ist zwar für die deutschsprachige Schweiz im sogenannten Rahmenlehrplan Pflege der Höheren Fachausbildung und im Projekt Abschlusskompetenzen für die Fachhochschulbildung die Menschenwürde nicht explizit aufgeführt.[36] Einzig in den Abschlusskompetenzen findet auf Masterstufe die «Würde der Person» Erwähnung: «Sie [d. h. die Absolventinnen und Absolventen] antworten unter Beachtung der Würde der Person auf die sozialen und gesundheitlichen Bedürfnisse der Bevölkerung, mit dem Ziel, die Lebensqualität und Sicherheit der Bevölkerung zu garantieren» Menschenwürde erscheint hier in einer Public-Health-Perspektive, die sicherstellen soll, dass die Rechte des Individuums im Rahmen bevölkerungsorientierter Massnahmen gewährleistet sind.

Auf den ersten Blick scheint also Menschenwürde auf der *formalen* Ebene der pflegerischen Ausbildungsinhalte eine eher marginale Stellung einzunehmen. Trotzdem lässt sich behaupten, dass durch die prominente Stellung der Menschenwürde im Ethikkodex des Schweizer Berufsverbands der Pflegefachfrauen und Fachmänner (SBK, Anm. 14), der sich in der Aus- und Weiterbildung sowie in der Pflegepraxis gut etabliert hat, eine permanente Thematisierung stattfindet. Gerade in der Grund- und Behandlungspflege sind Studierende während ihrer Praxiseinsätze mit zahlreichen Situationen konfrontiert, die in ihrem Aufgabenbereich liegen und auch in der Literatur

---

34 «The physician demonstrates understanding of the threats to autonomy and dignity of patients that may result from the illness setting.» SCLO (Anm. 32), 34.

35 Vgl. SCLO 2008(Anm. 32), 6.

36 www.redcross.ch (Rahmenlehrplan Pflege); www.kfh.ch (http://www.kfh.ch/uploads/dkfh/doku/2_KFH___Projekt_Abschlusskompetenze n_in_FH_Gesundheitsberufe_Anhang.pdf).

in hohem Masse mit Würdeerhalt und Würdeverlust assoziiert sind; zu
nennen sind etwa

- die Wahrung der Intimsphäre bei Verrichtungen der Körperpflege;[37]
- die Durchführung schmerzhafter Prozeduren, z. B. eine schwierige
  Venenpunktion oder ein grosser Verbandswechsel;[38]
- die Aufrechterhaltung einer angemessenen, nicht infantilisierenden
  Kommunikation mit Menschen, die kognitive Defizite haben;
- die Essenseingabe unter Zeitdruck bei körperlich sehr eingeschränkten oder verwirrten Patienten (z. B. nach Schlaganfall oder
  bei fortgeschrittener Demenz), mit dem Risiko, dass sich diese ver-
  schlucken, gesundheitliche Schäden davontragen oder mangel-
  ernährt sind;
- die Durchführung medikamentöser freiheitsbeschränkender Massnahmen bei selbstgefährdeten Patienten, so z. B. im Rahmen einer
  fürsorgerischen Unterbringung;
- der Umgang mit Ekel und Scham bei Inkontinenz.[39]

Werden solche Situationen im Unterricht unter dem Aspekt der *Menschenwürde* angesprochen und vertieft, verbessert dies die Sprachfähigkeit Studierender in Bezug auf Erfahrungen, die sich zunächst einmal einer Beschreibung entziehen und emotional oft hoch belastend sind. Damit umzugehen,
bedarf sowohl «hermeneutischer» als auch «kritischer» Kompetenz. Dabei
muss mitbedacht werden, dass Studierende zu Beginn ihrer praktischen
Tätigkeit in der Regel einen Novizenstatus einnehmen. Dieser betrifft auch

---

37 Vgl. Fethiye Erdil / Fatos Korkmaz, Ethical problems observed by student nurses.
    Nurs Ethics 16, 2009, 589–598.

38 Vgl. den Passus aus der Interviewstudie von Lesley Baillie, A case study of
    patient dignity in an acute hospital setting, London 2007 (unpublished doctoral
    thesis): «She also said that there were a few staff who, when she requested
    painkillers from them, said: ‹You`re obviously not in that much pain at the
    moment – I don`t think you need it – why don`t you wait a bit?› (Mrs O10). She
    said this ‹Can be very hurtful›. Her example demonstrated the control staff can
    exert over patients in a hospital environment (at home Mrs O10 would have
    controlled her analgesia herself) and that staff did not respect Mrs O10`s
    judgement about her own pain. Mrs O10 emphasised that it was only a few staff
    who took this approach.» (158)

39 Vgl. zum letzten Punkt Seedhouse und Gallagher, 2002 (Anm. 4) und insgesamt
    Lynn Callister / Karlen E. Luthy / Pam Thompson / Rae Memmott, Ethical reason-
    ing in baccalaureate nursing students, in: Nurs Ethics 16, 2009, 499–510.

die ethische Expertise und die Wahrnehmung von empfundener Würdeverletzung, was die spezifische Vulnerabilität Studierender erklärt.[40]

Erstens werden sie mit der fortschreitenden Sozialisation in den Stations-
alltag, dem Ausbau von medizinisch-pflegerischem Wissen, der Erfahrung
und dem beruflichen Können zunehmend in die Lage versetzt, Situationen
empfundener Würdeverletzung neu einzuordnen und zu verstehen: Eine
solche «*hermeneutische Kompetenz*» ist in Situationen gefragt, die – obschon
potenziell würdeverletzend – keine plausiblen Alternative erkennen lassen.
Darunter fallen z. B. Zwangsmassnahmen bei akut selbst- und fremdgefähr-
denden Patienten oder eine fürsorgerische Unterbringung von Patienten, die
zunächst *freiwillig* in eine psychiatrische Einrichtung eintreten, dann aber
eine akute Verschlechterung ihres psychischen Zustands erleiden. Die Wahrscheinlichkeit ist gross, dass z. B. Pflegepraktikanten und Studierende in den
ersten Semestern ihrer Ausbildung darin eine Würdeverletzung erkennen.
Hier können Fachwissen und Expertise dazu beitragen, Situationen empfundener Würdeverletzung zu verstehen. Trotz dieser rationalen Erklärung
bleibt die emotionale Belastung hoch. Der Ethikunterricht kann aber dazu
beitragen, durch bewussten Perspektivenwechsel und die Diskussion über
die Werte der Akteure, die ihren Handlungen zugrunde liegen, solche
Situationen trag- und gestaltbar zu machen.

Doch belegt die Literatur auch Situationen empfundener Würdeverletzung, in denen es nicht «hermeneutischer», sondern vielmehr «*kritischer*
Kompetenz» bedarf, weil die wahrgenommene Würdeverletzung in der Missachtung allgemein anerkannter Regeln des Zusammenlebens besteht, die
aufgrund der Vulnerabilität von Pflegebedürftigen erst entsteht. Darunter
zählen die oben genannten Handlungen und Unterlassungen, die – aus der
Perspektive der Betroffenen selbst oder stellvertretend wahrgenommen –
mit einem Verlust an Selbstachtung assoziiert sind, wie in der NANDA-
Pflegediagnose «Risiko für kompromittierte Würde» exemplarisch beschrieben. Grundlage dieser kritischen Kompetenz ist das Orientierungswissen,
das im Ethikunterricht vermittelt wird. Es hat zum Ziel, solche Würdeverletzungen «beim Namen» zu nennen und die Studierenden zu ermutigen,
zum Schutze der Patienten geeignete Massnahmen zu treffen, was in der
Literatur mit den wiederholt auftauchenden Begriffen «maintaining» resp.
«preserving» und «restoring dignity» bezeichnet wird (die Würde erhalten,
resp. wiederherstellen).

---

40 Vgl. Patricia Benner, From novice to expert – excellence and power in clinical
nursing practice, Upper Saddle River 2000.

V. Fazit

Im Thematisieren der Menschenwürde werden im Unterricht Phänomene verletzter Würde benennbar, erklärbar und bewertbar, freilich immer unter der perspektivischen Betrachtung der moralischen Entwicklung Studierender. Dabei kann das Urteil einer bestehenden Würdeverletzung einerseits den Status einer «praereflexiven» *moralischen Intuition* annehmen, die es sowohl pflegepraktisch, medizinisch als auch genuin ethisch zu klären gilt. Sie kann aber andererseits ein *reflektiertes moralisches Urteil* sein über einen im Umgang mit Patienten und Bewohnern beobachteten Missstand, der – ist er einmal aufgedeckt – von den Zeugen eine ethisch adäquate Antwort abverlangt. Hier kann der Ethikunterricht die Studierenden angesichts wahrgenommener oder vermuteter Würdeverletzung befähigen, sich aktiv an den ethischen Diskursen der Medizin und Pflege zu beteiligen, resp. eine solche Beteiligung einzufordern.

III. Bedingungen des Würdeschutzes im
vierten Lebensalter:
Die Zukunft der Versorgungssicherheit

Markus Zimmermann-Acklin

Gesundheitsversorgung von Menschen im vierten Lebensalter in der Schweiz – Herausforderungen und Perspektiven

«Die Gesundheits- und Sozialpolitik soll sich dafür einsetzen, dass unser von der jetzigen älteren Generation aufgebautes Gesundheitswesen mit seinen gut funktionierenden Spitälern auch in der Zukunft den älteren Menschen dienen kann. Die Zukunft wird altersgerechte und altersfreundliche Kliniken und Spitäler erfordern!»[1]

Die Sicherung einer qualitativ hochstehenden gesundheitlichen Versorgung von Patientinnen und Patienten in hohem Alter, auch als viertes Lebensalter bezeichnet,[2] ist heute und in naher Zukunft in allen Hochlohnländern der Welt eine Herausforderung. Wirtschaftlicher Wohlstand und technischer Fortschritt haben in den letzten Jahrzehnten dazu beigetragen, dass die durchschnittliche Lebenserwartung in signifikanter Weise zugenommen hat und weiterhin zunimmt. Obwohl sich zugleich auch die behinderungsfreie Zeit im Alter ausdehnt, bringt allein die demografisch bedingte Tatsache, dass die Anzahl der Menschen in sehr hohem Alter in der Schweiz in den nächsten Jahren zunehmen wird, aller Voraussicht nach mit sich, dass zunehmend mehr Menschen pflege- und behandlungsbedürftig sein werden.[3] Neben der dabei notwendigen Hilfe bei basalen Alltagsaktivitäten wie dem Essen, Bekleiden, der Toilette und dem Baden sowie den instrumentel-

---

1   Daniel Grob / Erwin Carigiet, Einleitung der Herausgeber: dies. (Hg.), Der alte Mensch im Spital – Altersmedizin im Brennpunkt, Zürich 2003, 13.

2   Zur Definition des hohen oder vierten Alters vgl. den Beitrag von Torsten Meireis im vorliegenden Band, darüber hinaus: François Höpflinger, Viertes Lebensalter – zur Situation hochaltriger Menschen, in: Caritas Schweiz (Hg.), Sozialalmanach 2011. Schwerpunkt: Das vierte Lebensalter, Luzern 2011, 59–72. Eine systematische Übersicht zum Altersbegriff aus Sicht unterschiedlicher Disziplinen bietet Luzius Müller, Grenzen der Medizin im Alter? Sozialethische und individualethische Diskussion, Zürich 2010, 70–151.

3   Vgl. François Höpflinger / Lucy Bayer-Oglesby / Andrea Zumbrunn, Pflegebedürftigkeit und Langzeitpflege im Alter. Aktualisierte Szenarien für die Schweiz, Bern 2011, 7f.

len Aktivitäten wie dem Einkaufen, der Hausarbeit oder der Erledigung administrativer Aufgaben geht es im Bereich der Gesundheits- und Krankheitsversorgung im engeren Sinne insbesondere um die angemessene Versorgung von Patientinnen und Patienten mit Mehrfacherkrankungen sowie demenziellen Störungen.[4]

In der akutgeriatrischen Versorgung zeigt sich bereits heute, dass ein Vergütungssystem nach Fallpauschalen, wie es in den Schweizer Akutspitälern mit den SwissDRG[5] im Jahr 2012 eingeführt wurde, weitgehend ungeeignet ist, die stationäre Versorgung von Menschen in sehr hohem Alter finanziell ausreichend zu sichern. Alte Menschen leiden in der Regel gleichzeitig an verschiedenen Krankheiten und lassen sich nicht einzelnen Diagnose- oder Behandlungstypen zuordnen, wie es in einem Fallpauschalensystem vorgesehen ist. Typisch sind vielmehr Kombinationen von Herz-Kreislauf-Erkrankungen, Bluthochdruck, demenziellen Erkrankungen, Depressionen, Rheuma, Diabetes, Osteoporose sowie Seh-, Geh- und Hörbehinderungen.[6] Angesichts des materiellen Wohlstands und der grossen regionalen Unterschiede beispielsweise zwischen städtischen und ländlichen Gebieten in der Schweiz ist es wenig erstaunlich, dass heute gleichzeitig Situationen von Unter- und Überversorgung bestehen.[7] Da die Gesundheitsversorgungsforschung in der Schweiz insgesamt erst am Anfang steht und gerontologische Fragen nicht im Zentrum der Aufmerksamkeit einer hochtechnisierten Medizin stehen, liegen bislang kaum repräsentative Angaben zu Versorgungsunterschieden von Patientinnen und Patienten im vierten Alter vor.[8]

---

4   Vgl. Höpflinger et al. 2011 (Anm. 3), 8 und 13.
5   Das Akronym «DRG» steht für «Diagnosis Related Group», diagnosebezogene Fallgruppe.
6   Vgl. Höpflinger et al. 2011 (Anm. 3), 13.
7   Vgl. Judith Trageser et al., Effizienz, Nutzung und Finanzierung des Gesundheitswesens. Studie im Auftrag der Akademien der Wissenschaften Schweiz, Bern 2012, VI–VII; Untersuchungsergebnisse bezüglich der Bedeutung von Sozialschicht, Wohnregion, Nationalität, Geschlecht und Versicherungsstatus bietet eine im Rahmen des NFP 45 «Probleme des Sozialstaats» durchgeführte Studie, vgl. Brigitte Bisig / Felix Gutzwiller (Hg.), Gesundheitswesen Schweiz: Gibt es eine Unter- oder Überversorgung? Band 1: Gesamtübersicht; Band 2: Detailresultate, Zürich/Chur 2004.
8   Vgl. Bundesamt für Gesundheit, Forschungskonzept Gesundheit 2013–2016, Bern 2012, 22. Vgl. auch Nils Schneider/Katharina Klindtworth, Der letzte Lebensabschnitt: Verläufe, Bedarf und Konzepte aus Sicht der Versorgungsforschung, in:

I. Fragestellung

Die Rede von der Achtung der Menschenwürde oder von einem würdigen Altern hat zweifellos unterschiedliche Dimensionen und Bedeutungen. Während das Filmen von Menschen mit demenziellen Störungen in blossstellenden und erniedrigenden Situationen, Fälle von Serientötungen in Pflegeheimen oder die unbegründete Anwendung von Zwangsbehandlungen eindeutige Verstösse gegen das auch in der Verfassung verankerte Prinzip der Menschenwürde darstellen, lassen sich Aspekte der Versorgungssicherheit, der Unter- und Überbehandlung oder der Rationierung von eigentlich indizierten Massnahmen meist nur schwierig aufzeigen und in der Regel nur indirekt als eine Missachtung der Menschenwürde, als unwürdige oder demütigende Behandlungen bewerten.

Bei der ethischen Bewertung der auch im klinischen Alltag der Schweiz offensichtlich bestehenden Ungleichbehandlungen aufgrund des Alters von Patientinnen und Patienten[9] sind konkretere Prinzipien wie das Gerechtig-

---

Silke Schicktanz / Marc Schweda (Hg.), Pro Age oder Anti-Aging? Altern im Fokus der modernen Medizin, Frankfurt/M. 2012, 127–144, 127: «Versorgungsforschung ist eine zumindest im deutschsprachigen Raum vergleichsweise junge Disziplin, die als dritter Pfeiler medizinischer Forschung neben biomedizinischer und klinischer Forschung verstanden werden kann. Während letztgenannte vor allem auf artifizielle Studienbedingungen zurückgreifen, bei denen zum Beispiel ältere Patienten mit Mehrfacherkrankungen oftmals ausgeschlossen werden, beschäftigt sich Versorgungsforschung mit der Gesundheits- und Krankheitsversorgung unter Alltagsbedingungen. Gegenstand des Interesses sind dabei unter anderem Patientenbedürfnisse, Einflüsse gesetzlicher Rahmenbedingungen, Einstellungen von Ärzten und anderen Gesundheitsprofessionen, Abläufe an den Schnittstellen zwischen ambulanter und stationärer Versorgung sowie Lebensqualität und Zufriedenheit von Patienten.»

9 Vgl. Hilke Brockmann, Why is less money spent on health care for the elderly than for the rest of the population? Health care rationing in German hospitals, in: Social Science & Medicine 55 (2002) 593–680; Brigitte Santos-Eggimann, Is there evidence of implicit rationing in the Swiss health care system?, Studie im Auftrag des Bundesamts für Gesundheit, Bern 2005; Andreas Schoenenberger et al., Age-Related Differences in the Use of Guideline-Recommended Medical and Interventional Therapies for Acute Coronary Syndromes, in: A Cohort Study: Journal of the American Geriatrics Society 56 (2008) 510–516. – Ungleichbehandlungen aufgrund des Alters von Patientinnen und Patienten können je nach Kontext ethisch sowohl angemessen oder auch unangemessen sein; so kann der Verzicht auf eine Therapie auch aufgrund autonomer Entscheide zustande kommen oder

keits-, Solidaritäts-, Subsidiaritäts-, Bedürfnis-, Vulnerabilitäts-, Kostenef-
fektivitäts-, Vorsorge- und Verantwortungsprinzip heranzuziehen. Bereits
diese unvollständige Aufzählung ethisch relevanter Prinzipien zeigt, wie
komplex und schwierig eine Beurteilung konkreter Situationen, Handlungen
und Strukturen ist, zumal eine solche Bewertung stets auf kulturell gepräg-
ten Alters-, Krankheits- und Gesundheitskonzepten sowie kontrovers be-
werteten Lebensqualitätskriterien beruht und im hohen Alter zudem stets
auch Sinnfragen betrifft.[10]

Um trotzdem einige Antworten auf die Frage herauszuarbeiten, welche
Aufgaben sich im Bereich der Gesundheits- und Krankheitsversorgung von
hochaltrigen Menschen in der Schweiz heute und in näherer Zukunft stellen,
werden im Folgenden exemplarisch einige neuralgische Punkte beleuchtet
und aus gesundheitsethischer Sicht diskutiert. Es geht mir darum, in einem
Bereich der Gesundheitsversorgung genauer hinzuschauen, der gewöhnlich
nicht im Zentrum der Aufmerksamkeit steht. Darüber hinaus möchte ich
bestehende Herausforderungen besser verstehen und Bedingungen erkunden, die eine qualitativ hochstehende Behandlung für alle Menschen und
auf Dauer zu sichern imstande sind. Im Sinne des vorangestellten Zitats von
Erwin Carigiet und Daniel Grob gehe ich davon aus, dass die heute in der
Schweiz bestehende Versorgung zwar von Ungleichheiten geprägt ist, jedoch relativ gut funktioniert und für alle zugänglich ist, dass in der Ge-
sundheits- und Sozialpolitik mittel- und langfristig allerdings grosse Herausforderungen zu bewältigen sein werden.

Bereichsethische Überlegungen zeichnen sich durch Kontextnähe und -
sensibilität aus, dies sowohl hinsichtlich der nötigen Sachkenntnis als auch
mit Blick auf verbreitete gesellschaftliche Werthaltungen. Sie haben nur
dann einen realistischen Einfluss auf politische Entscheidungen, wenn sie
bei bestehenden Problemen und gelebten Werthaltungen ansetzen, diese
ethisch reflektieren, um sie schliesslich anhand politisch realisierbarer Vorschläge wiederum mit Bezug auf die de facto bestehenden Werthaltungen

---

auf den mit dem hohen Alter häufig kovariierenden Komorbiditäten beruhen;
eine ethische Bewertung der in den erwähnten Studien festgestellten Differenzen
steht noch weitgehend aus.

10 Vgl. Marcus Düwell / Christoph Rehmann-Sutter / Dietmar Mieth (Hg.), The
Contingent Nature of Life. Bioethics and the Limits of Human Existence, Dor-
drecht u. a. 2008; Silke Schicktanz / Marc Schweda (Hg.), Pro Age oder Anti-
Aging? Altern im Fokus der modernen Medizin, Frankfurt/M. 2012.

zu konkretisieren.[11] Methodisch liegt es zudem nahe, kohärentistischen und integrativen Ethikansätzen zu folgen: Kohärentistisch meint, dass versucht wird, zwischen ethischen Prinzipien einerseits und Erfahrungen sowie Intuitionen andererseits stets eine Art Gleichgewicht anzustreben; integrativ heisst, dass je nach Problemstellung unterschiedliche ethiktheoretische Bezüge hergestellt werden können, ob es sich um tugend-, beziehungs-, prinzipien-, pflichten-, folgen- oder politisch-ethische Aspekte handelt.[12]

Da sich Menschen im vierten Alter in ihrer letzten Lebensphase und nicht selten auch in unmittelbarer Nähe zum Lebensende befinden, wurden in den letzten Jahren viele der im Folgenden aufgegriffenen Diskussionen mit Blick auf Entscheidungen am Lebensende in Beiträgen zur Palliative Care und zu der Hospizbewegung geführt. Daneben wird auch seit Jahren intensiv über Vorschläge zur Altersrationierung nachgedacht.[13] Auf die in diesen Bereichen geführten Debatten werde ich nur exemplarisch verweisen, eine systematische Übersicht über die inzwischen äusserst komplexen, international und interdisziplinär geführten Auseinandersetzungen ist heute ohnehin kaum mehr möglich.[14]

---

11 Vgl. Julian Nida-Rümelin, Theoretische und angewandte Ethik: Paradigmen, Begründungen, Bereiche, in: ders. (Hg..), Angewandte Ethik. Die Bereichsethiken und ihre theoretische Fundierung. Ein Handbuch, Stuttgart 2005, 2. Aufl., 2–87.

12 Vgl. sowohl zum kohärentistischen Ansatz als auch zur integrativen Methode Tom L. Beauchamp / James F. Childress, Principles of Biomedical Ethics. Seventh Edition, New York/Oxford 2013, 351–429.

13 Eine ausführliche Darstellung und Diskussion der Altersrationierung bietet Müller 2010 (Anm. 2). Ein Versuch, die Lebensende- und Rationierungsdebatten zusammenzuführen, findet sich in Gunnar Duttge / Markus Zimmermann-Acklin (Hg.), Gerecht sorgen. Verständigungsprozesse über den Einsatz knapper Ressourcen bei Patienten am Lebensende, Göttingen 2013; vgl. auch Yvonne Dernier / Chris Gastmans / Antoon Vandevelde (Hg.), Justice, Luck & Responsibility. Philosophical Background and Ethical Implications for End-of-Life Care, Dordrecht u. a. 2013.

14 Vgl. aus gesundheitspolitischer Sicht und mit internationalen Beiträgen, die allerdings auf Lebensende-Entscheidungen fokussieren, Joachim Cohen / Luc Deliens (Hg.), A Public Health Perspective on End of Life Care, New York/Oxford 2012.

II. Aktuelle Herausforderungen

Aufgrund der grossen regionalen Unterschiede, der starken Zunahme der Kosten für die gesundheitliche und pflegerische Versorgung, der Knappheit an ausgebildeten Fachkräften, gesellschaftlicher Veränderungen beispielsweise in der Berufswelt und im Bereich der Familienstrukturen sowie der noch nicht etablierten Versorgungsforschung sind zuverlässige Aussagen über die Versorgungssituation von Menschen im hohen Alter in der Schweiz heute nur sehr bedingt möglich. Darum werde ich im Folgenden exemplarisch vorgehen und anhand einzelner Beispiele den Zugang zu kommenden Herausforderungen suchen, allerdings im Wissen darum, dass sich diese nicht einfach verallgemeinern lassen.

Mit der Einführung des neuen *Vergütungssystems durch Kostenpauschalen* im Jahr 2012, den sogenannten SwissDRG, sind heikle Folgen für die Versorgung hochaltriger Patientinnen und Patienten in der Schweiz verbunden.[15] In einem System, in dem die Akutspitäler die Aufgabe haben, Patientinnen und Patienten bestimmte Diagnosen zuzuweisen, um eine angemessene finanzielle Vergütung für deren Behandlung zu erhalten, sind Menschen mit mehrfachen oder unklaren Diagnosen grundsätzlich benachteiligt. Sie lassen sich in der Regel nicht klar einer Diagnose zuteilen und belasten daher das Budget der behandelnden Institutionen. Sogenannte «negative Risiken» aus Sicht der Akutspitäler sind besonders kompliziert erkrankte Personen, beispielsweise Patienten, die viele Bluttransfusionen benötigen oder Verbrennungen haben, aber auch «Kurzlieger», die am ersten Behandlungstag hohe Kosten verursachen, aufgrund ihrer kurzen Aufenthaltsdauer jedoch nur geringe finanzielle Einkünfte erbringen und daher für die Spitäler ein finanzielles Risiko darstellen.[16] Ebenfalls negativ aus Sicht der Institutionen sind Patientinnen und Patienten mit unklaren Diagnosen, chronischen Erkrankungen, Multimorbidität und insbesondere Sterbende. Bei hochaltrigen Menschen bestehen daher besonders starke finanzielle Anreize, sie möglichst rasch zu verlegen, beispielsweise nach Hause, in eine Reha-

---

15 Vgl. Verina Wild / Eliane Pfister / Nikola Biller-Andorno (Hg.), DRG und Ethik. Ethische Auswirkungen von ökonomischen Steuerungselementen im Gesundheitswesen, Basel 2011.

16 Vgl. Reto Scherrer, Hochdefizitäre Patienten und teure Kurzlieger. Erfahrungen im ersten Jahr mit Fallpauschalen nach Swiss DRG, in: NZZ, Nr. 269, 17.11.2012, 21. So verursachten im Universitätsspital Zürich 113 Patienten Verluste von jeweils über 100.000 Franken.

bilitationsinstitution oder in Pflegeheime. Daher ist nicht überraschend, dass die Eintritte von Patientinnen und Patienten in die Pflegeheime der Stadt Zürich im ersten Jahr nach der Einführung der Fallpauschalen um ein Viertel angestiegen sind. Erst an diesen Orten besteht dann die nötige Zeit und sind auch die personellen Möglichkeiten gegeben, um eine geriatrische Gesamtbeurteilung vorzunehmen und soziale Abklärungen zu treffen.[17] Im Zuge dieser Entwicklungen entstehen in den Pflegeheimen neu sogenannte Stationen für die Übergangspflege, welche Aufgaben zu übernehmen haben, die bislang in den Spitälern erfüllt wurden. Gabriela Bieri, Chefärztin des Städtischen Geriatrischen Dienstes der Stadt Zürich, befürchtet, dass sich die Pflegezentren zu einer Art «Minispitäler» entwickeln könnten, allerdings ohne über das dazu notwendige Personal zu verfügen.[18] Hier findet offensichtlich eine Verschiebung statt, die in doppeltem Sinne auf Kosten der Menschen im hohen Alter geht: Zum einen wird die Versorgung in Pflegeheimen nur zu einem geringen Teil über die Krankenkassen finanziert, die Kosten sind also von den Betroffenen selbst aufzubringen,[19] zum andern entstehen in den Pflegezentren personelle Engpässe. So besteht dort ein Mangel an ausgebildeten Pflegekräften, die beispielsweise eine Wundversorgung nach einer Oberschenkelhalsoperation fachgerecht vornehmen können oder über Kenntnisse im Bereich der Schmerztherapie verfügen.

Eine angemessene *Versorgung von Menschen mit demenziellen Störungen* stellt in diesem System eine besondere Herausforderung dar, insbesondere dann, wenn die Betroffenen zusätzlich zu den kognitiven Einschränkungen unter somatischen Erkrankungen leiden. Auch hier gilt, dass die Finanzierung angemessener akutgeriatrischer Massnahmen durch die Fallpauschalen heute nicht garantiert ist. Im Waidspital Zürich beispielsweise entstehen seit der Einführung der Fallkostenpauschalen in der Akutgeriatrie hohe Defizite, wie deren Chefarzt, der eingangs zitierte Daniel Grob, betont: Die Fallpauschalen trügen dem pflegerischen Aufwand bei kognitiv eingeschränkten Patienten zu wenig Rechnung, Demenzkranke blieben im Vergleich mit kognitiv nicht eingeschränkten Patienten rund doppelt so lange im Spital,

17 Vgl. Reto Scherrer, Kurzaufenthalte in Langzeitpflege. Die in den Spitälern neu eingeführten Fallpauschalen wirken auch auf die Pflegezentren, in: NZZ, Nr. 260, 7.11.2012, 18.

18 Vgl. Scherrer 2012 (Anm. 17).

19 Vgl. Claudio Zogg, Wer zahlt die Pflege? Die neue Pflegefinanzierung, in: Caritas Schweiz (Hg.), Sozialalmanach 2011. Schwerpunkt: Das vierte Lebensalter, Luzern 2011, 87–106.

weil sie höhere Risiken für Komplikationen hätten und oft schlecht ernährt seien oder psychisch wirksame Medikamente benötigten.[20]

Das Beispiel einer an Alzheimer erkrankten Frau, die zwei Monate lang erfolglos psychiatrisch behandelt wurde, belegt zudem auf drastische Weise die Probleme, die heute mit der *Spezialisierung der medizinischen Versorgung* verbunden sein können. Aufgrund des aggressiven Verhaltens der Frau wurden Zwangsmassnahmen angewendet, um die Frau ruhig zu stellen, während ein somatisches Leiden, nämlich eine Blasenentzündung, übersehen wurde, die bei Demenzkranken offenbar häufig zu Delirien und aggressiven Verhaltensweisen führt.[21] Da keine psychiatrische Behandlung möglich war und die somatische Erkrankung unentdeckt blieb, fühlte sich keine Institution für die Behandlung der Patienten zuständig. Erst in der dritten involvierten psychiatrischen Institution wurde die somatische Diagnose gestellt und eine angemessene Antibiotika-Therapie angewendet, die dazu führte, dass die demenzkranke Frau wieder zu Hause leben und von ihrem Mann versorgt werden konnte. Offensichtlich ist heute ungeklärt, wo eine delirierende demenzkranke Patientin sinnvollerweise behandelt werden könnte, weder die Pflegeheime noch die Akutspitäler oder Psychiatrien sehen sich hier in der Verantwortung. Ein generelles Problem besteht heute offensichtlich in der postoperativen Behandlung von verwirrten Patienten mit komplexer Problematik.[22] Roland Kunz, Chefarzt für Geriatrie am Spital Affoltern und Spezialist für Palliative Care, ist zusammen mit der psychiatrischen Klinik Kilchberg und dem See-Spital im Gespräch, auf diese Not zu reagieren und eine geriatrische Spezialabteilung mit psychiatrisch sowie somatisch geschultem Personal zu schaffen.

Ein weiteres Problem besteht im *zunehmenden finanziellen Druck*, wie Christoph Hock, Co-Direktor der Klinik für Alterspsychiatrie an der Psychiatrischen Universitätsklinik Zürich in einer Stellungnahme betont: «Spardruck seitens der öffentlichen Hand, härterer ökonomischer Wettbewerb, strengere Leistungsvorgaben sowie die Zunahme der Anzahl komplexer, hochbetagter Patienten stellen auch für kontinuierlich geschultes und sensi-

---

20 Vgl. Dorothee Vögeli, Dement im Akutspital – was dann? Fachleute fordern den Aufbau von geriatrischen Rehabilitationsangeboten im Kanton Zürich, in: NZZ, Nr. 85, 13.4.2013, 19.

21 Vgl. Dorothee Vögeli, Demenzkranke im Arretierstuhl. Eine exemplarische Odyssee zeigt Schwachstellen im Umgang mit polymorbiden Patienten im Kanton Zürich auf, in: NZZ, Nr. 105, 7.5.2012, 11.

22 Vgl. Vögeli 2013 (Anm. 20).

bilisiertes Personal wachsende Herausforderungen dar.»[23] Wenn François Höpflinger, Lucy Bayer-Oglesby und Andrea Zumbrunn mit ihrer Analyse zukünftiger Szenarien der Pflegebedürftigkeit in der Schweiz recht haben, wird sich die Anzahl an älteren demenzerkrankten Personen zwischen 2010 und 2030 von 124.770 auf 218.370 Menschen erhöhen und damit auch der finanzielle Druck im Bereich der Alterspsychiatrie kurz- und mittelfristig steigen; dies werde insbesondere darum der Fall sein, weil mehr Menschen – darunter die geburtenreichen Jahrgänge – die risikoreichen Jahre des Alters erreichen, so die Autoren.[24]

Ein weiteres Problemfeld besteht angesichts der zunehmenden Pflegebedürftigkeit im gleichzeitig zunehmenden *Mangel an ausgebildetem Pflegepersonal*. In der Altersgruppe der 80–84-Jährigen sind heute 13 Prozent, bei den über 85-Jährigen 34 Prozent der Schweizer Bevölkerung pflegebedürftig, bei Menschen im Alter von über 90 Jahren ist mit einer Pflegebedürftigkeit von über 50 Prozent zu rechnen.[25] Ein intereuropäischer Vergleich zeigt, dass vergleichbar zur Situation in nordischen Ländern Europas erwachsene Kinder ihren Eltern relativ häufig helfen, dies jedoch wenig intensiv. Im Süden zeige sich das gegenteilige Bild: Hier unterstützten die Kinder ihre Eltern nicht so häufig, wenn es aber geschehe, dann sei diese Unterstützung sehr intensiv. Daraus ergibt sich die Einsicht, so die Autoren der Analyse zukünftiger Szenarien der Pflegebedürftigkeit in der Schweiz, dass die Bedeutung der Familie für die Pflege alter Menschen von Süden nach Norden abnimmt und in der Schweiz eine besonders ausgeprägte Diskrepanz zwischen Familienideologie und Pflegerealität besteht.[26] Stünde ein umfassendes professionelles Dienstleistungsangebot zur Verfügung, spezialisiere sich die Familie auf sporadische, kurzfristige und weniger zeitintensive Hilfen, während zeitintensive Leistungen professionalisiert würden.[27] Demnach dürfte der Mangel an professionellen Pflegekräften in der Schweiz in den nächsten Jahren stärker ins Gewicht fallen als in südlichen Nachbarländern.

Weitere neuralgische Punkte betreffen den heute bereits bestehenden *Mangel an Haus- und Heimärzten*, der dazu führt, dass die medizinische Versorgung in Pflegeheimen nur noch bedingt garantiert werden kann. Darüber hinaus ist an die zunehmende *Bedeutung der Kosteneffektivität von Massnahmen*

---

23 Zitat in Vögeli 2013 (Anm. 20).
24 Vgl. Höpflinger et al. 2011 (Anm. 3), 10.
25 Vgl. Höpflinger et al. 2011 (Anm. 3), 9.
26 Vgl. Höpflinger et al. 2011 (Anm. 3), 15.
27 Vgl. Höpflinger et al. 2011 (Anm. 3), 15.

in der Schweiz zu erinnern, welche durch die Entstehung von Institutionen wie dem «Swiss Medical Board» und der Initiative «SwissHTA»[28] angezeigt werden: Die insbesondere durch das «Swiss Medical Board» angewandte gesundheitsökonomische Methode, die Kosteneffizienz von medizinischen Massnahmen über die durchschnittlichen Kosten für ein qualitätsbereinigtes Lebensjahr (QALY)[29] zu bestimmen, führt dazu, dass Menschen mit niedriger Lebenserwartung, Patientinnen und Patienten am Lebensende, Menschen mit Behinderungen, chronischen oder seltenen Erkrankungen strukturell benachteiligt werden, wenn die Kosten für die durch eine Massnahme zusätzlich erzielten qualitätsbereinigten Lebensjahre nicht auf ethisch vertretbare Weise interpretiert werden.[30] Schliesslich ist zu beobachten, dass heute gesellschaftlich grosses *Interesse für Fragen des aktiven Alters*, also für die sogenannten jungen Alten und das Anti-Aging,[31] und für das *Lebensende* besteht,[32] jedoch kaum für die Generation dazwischen, also die Anliegen der sehr alten und häufig gebrechlichen Menschen. Auch die Palliative-Care-Bewegung, die gegenwärtig in der Schweiz im Rahmen einer Nationalen Strategie etabliert werden soll,[33] etabliert werden soll, ist darum bemüht, die Bedeutung der lindernden Medizin, Pflege und Begleitung für das unmit-

---

28 Vgl. www.swisshta.ch. Das Akronym «HTA» steht für «Health Technology Assessment» und meint die Technologiefolgen-Abschätzung für Massnahmen im Gesundheitsbereich.

29 Das Akronym QALY steht für «Quality Adjusted Life-Year» und meint ein qualitätsbereinigtes Lebensjahr: Ein Jahr bei voller Gesundheit zählt dabei mit 1, ein Lebensjahr bei stark beeinträchtigter Gesundheit 0,5 etc.

30 Vgl. Markus Zimmermann-Acklin, Deontologische und teleologische Begründungsfiguren am Beispiel von Nutzenbewertungen von Gesundheitsleistungen, in: Adrian Holderegger / Werner Wolbert (Hg.), Deontologie – Teleologie. Normtheoretische Grundlagen in der Diskussion, Freiburg/Br. 2012, 269–287; ders., Gerechte Leistungsbeschränkungen? Ethische Überlegungen zur Kosten-Nutzen-Bewertung in der Medizin, in: Bioethica Forum 6 (2013) 75–77.

31 Vgl. Astrid Stuckelberger, Anti-Ageing Medicine, in: Myths and Chances, Zürich 2008.

32 Vgl. Markus Zimmermann-Acklin, Öffentliche Sterbehilfediskurse in Deutschland und in der Schweiz. Beobachtungen aus ethischer Sicht, in: Michael Anderheiden / Wolfgang U. Eckhart (Hg.), Handbuch Sterben und Menschenwürde, Bd. 3, Berlin 2012, 1531–1546.

33 Vgl. Bundesamt für Gesundheit / Gesundheitsdirektorenkonferenz (Hg.), Nationale Strategie Palliative Care 2013–2015. Bilanz «Nationale Strategie Palliative Care 2010–2012» und Handlungsbedarf 2013–2015, Bern 2012.

telbare Lebensende hervorzuheben, um öffentliche Aufmerksamkeit, fachliche Anerkennung und finanzielle Unterstützung für ihre Anliegen zu erhalten.[34]

III. Ethische Überlegungen

Auch wenn lediglich exemplarisch einige neuralgische Punkte im Zusammenhang mit der gesundheitlichen Versorgung von hochaltrigen Menschen aufgegriffen wurden, verweist bereits die dabei verwendete Sprache auf entscheidende Herausforderungen und Schwierigkeiten. Die Rede ist beispielsweise von schlechten Risiken, polymorbiden Patientinnen, verwirrten Patienten mit komplexer Problematik, kognitiven Einschränkungen, Patientinnen mit komplizierten Mischdiagnosen mit somatischen, psychiatrischen und sozialen Anteilen, die sich nicht eindeutig zuordnen lassen oder für die sich keine der heute etablierten Institutionen für zuständig hält. Patientinnen und Patienten in hohem Alter passen offensichtlich nicht in ein System der Gesundheits- und Krankenversorgung, das auf Spezialisierung ausgerichtet ist, in ein Vergütungssystem gesundheitlicher Leistungen, das über eine möglichst exakte Zuteilung von Patienten zu Diagnosen organisiert ist, oder in eine Medizinethik, welche die schwierigen Herausforderungen schwerpunktmässig mit Hinweis auf die Patientenautonomie zu lösen versucht. Interessanterweise ergibt sich nahezu dieselbe Diagnose bei der Versorgung von Kindern: Auch die Pädiatrie widersetzt sich dem Megatrend der medizinischen Spezialisierung, Diagnosen bei Kindern bleiben häufig diffus und die ethische Orientierung am Patientenwillen ist bei Kleinkindern kaum, bei älteren Kindern nur bedingt möglich.

Kinder und hochaltrige Menschen sind auf die Fürsorge der anderen angewiesen, benötigen Pflege, Aufmerksamkeit, Zeit und Empathie, erbringen keine messbare wirtschaftliche Leistung, kosten Geld, verhindern Mobilität und werden gegenwärtig in vielen gesellschaftlichen Kontexten als Störfaktoren wahrgenommen. Überlegungen zur Gesundheitsversorgung von Menschen im vierten Lebensalter betreffen daher offensichtlich nicht nur spezifisch medizinische, pflegerische oder finanztechnische Aspekte, sondern auch Themen, die mit dem gesellschaftlichen Zusammenleben, der Institu-

---

34   Vgl. Markus Zimmermann-Acklin, Sterbehilfe und Palliative Care – Überlegungen aus ethischer Sicht, in: Volker Schulte / Christoph Steinebach (Hg.), Palliative Care – Eine neue gesellschaftliche Herausforderung, erscheint demnächst im Verlag Hans Huber in Bern.

tion Familie, der Berufstätigkeit, Gender-Vorstellungen sowie Modellen und Idealen eines gelungenen Lebens zusammenhängen.

In der Konfrontation mit Demenz oder demenziellen Störungen im hohen Alter kommen gleichsam symbolisch die wichtigen Herausforderungen zusammen, die mit der Versorgung im hohen Alter heute verbunden sind. Verena Wetzstein stellt fest, dass die Demenz heute zwar nicht mehr tabuisiert wird, jedoch in der Öffentlichkeit mehrheitlich dämonisierend, stigmatisierend oder in Katastrophenszenarien dargestellt wird.[35] Als Kernpunkte des gegenwärtigen Demenzkonzepts identifiziert sie die Pathologisierung, das kognitive Paradigma und die weitgehende Vernachlässigung der zweiten Hälfte des Demenzprozesses und stellt diesem defizitären Konzept ein integratives Modell als Alternative entgegen, in dem die betroffenen Personen als ganze in ihrer Identität, Kontinuität, Menschenwürde, Biografie und insbesondere auch ihrer Relationalität wahrgenommen werden.[36] Damit setzt sie ähnliche inhaltliche Akzente, wie sie auch in der Grundidee von Palliative Care zentral sind, insofern auch hier die Person als ganze in ihren Beziehungen und sozialen Kontexten in den Mittelpunkt der Aufmerksamkeit gerückt wird.[37] Für die zukünftige Gestaltung der Gesundheitsversorgung von Menschen im hohen Alter wäre demnach zu erkunden, wie sich diese Ideen in eine sinnvolle Architektur, in die Gestaltung von Abläufen in einem Pflegeheim oder Akutspital, in die ärztliche und pflegerische Versorgung, aber auch in andere gesellschaftspolitische Bereiche wie Arbeitswelt, Mobilität und Familienstrukturen übersetzen lassen. Nicht zuletzt ist auch über gelungene Biografien, narrative Modelle und Lebensentwürfe nachzudenken, in welchen neben dem aktiven (jungen) Alter und der eigentlichen Sterbephase auch das hohe Alter und damit Erfahrungen von Abhängigkeit, Pflegebedürftigkeit oder Gebrechlichkeit einen sinnvollen Ort im Leben erhalten.[38]

---

35 Vgl. Verena Wetzstein, Demenz als Ende der Personalität? Plädoyer für eine Ethik der Relationalität, in: Silke Schicktanz / Mark Schweda (Hg.), Pro-Age oder Anti-Aging? Altern im Fokus der modernen Medizin, Frankfurt/M. 2012, 179–195, hier 179; vgl. auch ihre theologisch-ethische Dissertation zum Thema: dies., Diagnose Alzheimer. Grundlagen einer Ethik der Demenz, Frankfurt/M. 2005.

36 Vgl. Wetzstein 2005 (Anm. 35), 181–194.

37 Vgl. beispielsweise Deutsche Gesellschaft für Palliativmedizin / Deutscher Hospiz- und Palliativ-Verband / Bundesärztekammer (Hg.), Charta zur Betreuung schwerstkranker und sterbender Menschen in Deutschland (2. Aufl.), Berlin 2010.

38 Vgl. Silvia Bovenschen, Älter werden. Notizen, Frankfurt/M. 2006; vgl. auch die «Gegenbilder» der Fotografin Ursula Markus zu den verbreiteten negativen

Ein weiteres Thema ist der zu erwartende Mangel an Pflegepersonal und die Rolle, welche die Familienangehörigen in Form informeller Pflege zu übernehmen bereit und in der Lage sind. Die zunehmende Erwerbstätigkeit der Frauen, die Auflösung traditioneller Familienstrukturen, die Zunahme von Patchwork-Familien, die weltweite Mobilität und die damit einhergehende Entstehung von «Welt- oder Globalfamilien»[39] haben eine neue Ausgangslage geschaffen, in der nur noch bedingt Zeit und Raum für Pflegeaufgaben besteht. Die aus soziologischer Sicht konstatierte Diskrepanz zwischen Familienideologie und Pflegerealität in der Schweiz ist von daher nicht erstaunlich, wobei aus ethischer Perspektive eine Korrektur der Idealvorstellungen im Sinne des tatsächlich Machbaren überfällig scheint.[40] Auch hier gilt es, neben der Einführung von Telemedizin und Pflegerobotern einerseits, der Auslagerung der Pflege in andere Länder oder der privaten Anstellung von Pflegenden aus anderen Ländern andererseits, alternative Visionen und Ideen zu entwickeln, die sowohl die menschliche Relationalität berücksichtigen als auch auf Subsidiarität und Solidarität aufbauen. Zu denken ist beispielsweise an neue Formen des verbindlichen Zusammenlebens, die teilweise heute bereits erprobt werden.[41]

Schliesslich bleibt aus ethischer Sicht an die Dimension der Knappheit oder Endlichkeit zu erinnern. Nicht nur materielle Güter und finanzielle Mittel sind knapp und sollten möglichst effizient, gerecht und sinnvoll eingesetzt werden, sondern auch das Leben ist ‹knapp› bzw. endlich. Es liegt nahe, heute einen Zusammenhang zwischen der negativen Bewertung der Funktions- und Nutzlosigkeit bestimmter biografischer Phasen und der Verdrängung der vorgegebenen Endlichkeit des Lebens, wie sie auch von der Anti-Aging-Bewegung befördert wird,[42] zu vermuten. In den letzten

Altersbildern, in: Ursula Markus / Paula Lanfranconi, Schöne Aussichten! Über Lebenskunst im hohen Alter, Basel 2007.

39 Ulrich Beck / Elisabeth Beck-Gernsheim, Fernliebe. Lebensformen im globalen Zeitalter, Berlin 2011, 25: Weltfamilien sind Familien, die über nationale, religiöse, kulturelle, ethnische etc. Grenzen hinweg zusammenleben.

40 Vgl. Höpflinger et al. 2011 (Anm. 3), 115f; Elisabeth Beck-Gernsheim, Was kommt nach der Familie? Einblicke in neue Lebensformen, München 2000 (2. Aufl.); vgl. daneben aus Sicht christlicher Sozialethik das Themenheft «Familie – Wachstumsmitte der Gesellschaft?», in: Amos international 2007, Nr. 2.

41 Vgl. François Höpflinger, Einblicke und Ausblicke zum Wohnen im Alter, Zürich 2009 (Age Report 2009); Höpflinger et al. 2011 (Anm. 3), 114f.

42 Vgl. Claudia Bozzaro, Verdrängung der Endlichkeit: Eine existenzphilosophische Reflexion der Anti-Aging-Medizin, in: Silke Schicktanz / Mark Schweda (Hg.), Pro

Jahrzehnten ist die Fähigkeit vernachlässigt worden, das Nutzlose, das Nicht-Produktive, das schlichte Dasein, philosophisch gesehen das Spielen, intra- und interpersonell zu integrieren. Das gilt sowohl für individuelle Modelle eines gelungenen Lebens als auch für den gesellschaftlichen Umgang bei-spielsweise mit ausgesteuerten Arbeitslosen oder nicht mehr in den Arbeitsmarkt integrierbaren Sozialhilfeempfängern. In jeder Biografie gibt es Phasen der Nutzlosigkeit, in jeder Gesellschaft leben Menschen, die keinen Nutzen oder keine Leistung erbringen. Jedoch haben alle Menschen – unabhängig von ihrer Leistung – ein Recht auf die Achtung ihrer Würde. Alle Menschen sind hinsichtlich dessen, was sie für die Gesellschaft leisten, ersetzbar, alles Leben ist kontingent.[43] Wir leben in einer schicksalsvergesse-nen Zeit.[44] Die lebenspraktischen Konsequenzen aus dieser Einsicht sind nicht nur aus philosophischer und theologischer Sicht relevant, sondern können als Teil des eigenen Selbstverständnisses, der eigenen Identität auch eine wichtige Ressource im Umgang mit dem eigenen Altern oder dem Altern nahestehender Menschen sein.

IV. Fazit und Ausblick

Im Bereich der Gesundheitsversorgung von Menschen im vierten Lebensalter bestehen in der Schweiz gegenwärtig sowohl Situationen von Unter- und Überversorgung. Eine systematische Situationsanalyse ist aufgrund fehlen-der Versorgungsforschung noch nicht möglich. Erschwerend kommt hinzu, dass dem vierten Lebensalter heute weder gesellschaftlich noch medizinisch grosse Aufmerksamkeit entgegengebracht wird.

Die exemplarische Beschäftigung mit neuralgischen Punkten hat erge-ben, dass zu sehr alten Menschen weder ein medizinisches Versorgungssys-tem passt, das auf Spezialisierung ausgerichtet ist, noch ein Vergütungs-system, das Leistungen über Fallpauschalen verrechnet. Darüber hinaus stellt der teilweise bereits vorhandene und für die nahe Zukunft prognosti-zierte Mangel an ärztlichem und pflegerischem Fachpersonal für die Versor-

---

Age oder Anti-Aging? Altern im Fokus der modernen Medizin, Frankfurt/M. 2012, 345–361.

43 Vgl. Düwell et al. 2008 (Anm. 10); Bozzaro 2012 (Anm. 42).

44 Vgl. Peter Gross, Altsein als Schicksal?, in: Giovanni Maio (Hg.), Abschaffung des Schicksals? Menschsein zwischen Gegebenheit des Lebens und medizin-techni-scher Gestaltbarkeit, Freiburg/Br. 2011, 368–393.

gung von hochaltrigen Menschen ein Problem dar. Aufgrund der Fortschritte in der Medizin und dem materiellen Wohlstand besteht zudem die Gefahr einer Über- bzw. Fehlbehandlung, wobei technische Massnahmen an die Stelle von menschlichen treten können, beispielsweise Herzschrittmacher mit eingebauten Defibrillatoren an die Stelle von Gesprächen über das bevorstehende Lebensende.[45] Eine gesellschaftliche Problemzone besteht in einem Mangel an Raum und Zeit für informelle Pflegeaufgaben; diese könnte als gesellschaftliches Spiegelbild eines Menschenbildes interpretiert werden, in dem die Bedeutung von Relationalität und der daraus erwachsenden Solidarität ausgeblendet oder zumindest unterschätzt werden.

Positiv gewendet bestehen kurz- und mittelfristig die Aufgaben darin, vorhandene Dienste und Einrichtungen besser zu vernetzen und für alle zugänglich zu machen. Dabei können grundlegende Einsichten aus der Palliative Care als Anhaltspunkt dienen. Wichtig scheint zudem eine realistische Aufteilung der informellen und der formellen Pflege, die durch Ausbau der Nachbarschaftshilfe, Freiwilligenhilfe, neue Wohnformen und realistische Erwartungen an Familien bereichert werden könnte.

Die Achtung der Menschenwürde umfasst aus ethischer Sicht zum einen Aspekte der Gerechtigkeit, wesentlich beispielsweise hinsichtlich des Zugangs zu einer qualitativ hochstehenden Versorgung für alle Menschen unabhängig von ihrem Alter. Zum andern beinhaltet sie die Förderung des Guten sowie Grundhaltungen, die Menschen dazu befähigen, ein gutes Leben zu führen. Bei allen Differenzen, die in einer pluralistischen Gesellschaft hinsichtlich der Vorstellungen von einem geglückten Leben bestehen, dürften gemeinsame Dimensionen in der Wertschätzung von Beziehungen, Freundschaft, der Sorge umeinander, der Subsidiarität, Solidarität und schliesslich auch der Anerkennung der Endlichkeit bestehen. Ein Katalog entsprechender Grundhaltungen könnte Tugenden beinhalten wie Empathie, Achtsamkeit, Dankbarkeit, Besonnenheit, Gerechtigkeit, Bescheidenheit und nicht zuletzt die nötige Gelassenheit.

---

45 Vgl. aus US-amerikanischer Sicht: Sharon R. Kaufman et al., Ironic Technology: Old age and the Implantable Cardioverter Defibrillator in US Health Care, in: Social Science & Medicine 72 (2011) 6–14.

Hans-Ulrich Dallmann

Versorgungssicherheit in Deutschland

I. Das System der Kranken- und Pflegeversicherung in Deutschland

Das deutsche System der Kranken- und Pflegeversicherung ist in seiner Komplexität selbst für Expertinnen und Experten schwer zu durchschauen. Gleichwohl ist es für unseren Zweck notwendig, sich zumindest einen groben Überblick zu verschaffen, hängt doch die Versorgungssicherheit nicht zuletzt von der Leistungsfähigkeit eben dieses Systems ab. Die Komplexität entsteht dadurch, dass eine Reihe öffentlicher und privater Einrichtungen einbezogen sind und dass darüber hinaus auch das System der staatlichen Sozialhilfe eine wichtige Rolle spielt.

Eine Krankenversicherungspflicht – zunächst nur für Arbeiter – wurde in Deutschland durch das Reichsgesetz vom 15. Juni 1883 eingeführt. Damit wurde zugleich eine – immer noch bestehende – Trennung zwischen privater (PKV) und gesetzlicher Krankenversicherung (GKV) herbeigeführt. Gegenwärtig sind nach den Zahlen des Spitzenverbandes der GKV ca. 70 Millionen Personen Mitglied einer GKV, während die Zahl der privaten Vollversicherten nach Angaben des Spitzenverbandes der PKV knapp 9 Millionen beträgt. Der Leistungskatalog beinhaltet – bei geringen Abweichungen zwischen einzelnen gesetzlichen Krankenversicherungen – die medizinische Behandlung einschliesslich der Krankenhausbehandlung (wobei die Versicherten die sogenannten «Hotelkosten» in der Regel selber tragen müssen), ärztlich verordnete Medikamente (bei geringer eigener Zuzahlung, der sogenannten Rezeptgebühr), spezifische therapeutische und rehabilitative Massnahmen sowie in gewissem Umfang die Zahnbehandlung und präventive Massnahmen. Über Art und Umfang der Leistungen entscheidet der gemeinsame Bundesausschuss, der – angesiedelt beim Bundesgesundheitsministerium – aus Vertretern der Kostenträger, der Interessengruppen sowie der Patienteninitiativen zusammengesetzt ist.

Die Struktur der Versicherten unterscheidet sich zwischen den gesetzlichen und den privaten Krankenversicherungen deutlich,[1] in den privaten sind Beamte (24,7 Prozent), Pensionäre (17,5 Prozent) und Selbständige (15,7 Prozent) überrepräsentiert. Während der Beitragssatz bei den privaten Krankenversicherungen wesentlich Sache des Versicherungsvertrages ist, wird der Beitragssatz der gesetzlichen Krankenversicherungen gesetzlich festgelegt. Er beträgt zurzeit 8,2 Prozent des Bruttolohns (hinzu kommt der «Arbeitgeberanteil» in Höhe von 7,3 Prozent) bei einer Höchstbemessungsgrenze von 3.937,52 Euro, was zu einer Beitragshöhe zwischen 568,69 Euro und 610,31 Euro bei sogenannten freiwillig Versicherten und Selbständigen führt (die Differenz hängt davon ab, ob Anspruch auf Krankengeld besteht). Ein Versicherter z. B. mit 2500 Euro Bruttolohn zahlt demzufolge 205 Euro der Arbeitgeberanteil beträgt 182,50 Euro

Mit dem 1. Januar 1995 wurde in Deutschland mit dem SGB XI die Pflegeversicherung als Pflichtversicherung eingeführt. Abhängig vom Pflegebedarf werden durch sie Mittel für die häusliche, ambulante und stationäre Pflege bereitgestellt. Der Beitragssatz für die Pflegeversicherung beträgt 2,3 Prozent, Versicherte mit Kindern unter 23 Jahren bezahlen 2,05 Prozent. Die Erstattungssätze sind je Pflegestufe gedeckelt, sie belaufen sich auf Beträge zwischen 665 Euro bei Pflegestufe 1 und 1550 Euro bei Pflegestufe 3; bei Härtefällen kann sich dieser Betrag auf 1918 Euro erhöhen, zudem wird bei einem geringen Pflegebedarf bei der häuslichen Pflege unter Umständen ein Betrag von 200 Euro gerechnet (sogenannte Pflegestufe 0). Daneben kann bei Vorliegen einer demenziellen Erkrankung Pflegegeld beantragt werden, die Beträge liegen zwischen 120 Euro (Pflegestufe 0) und 700 Euro (Pflegestufe 3). Im Jahr 2013 wurden diese Beträge angehoben, allerdings nicht für die Pflegestufen 3 und 3 (Härtefall).

Der Pflegebedarf wird durch entsprechend qualifizierte Beschäftigte (meist Ärztinnen und Ärzte oder Pflegekräfte) des medizinischen Dienstes der Krankenkassen (MDK) erhoben. Der MDK wird tätig, sobald ein Antrag auf Feststellung des Pflegebedarfes gestellt wird. Mit der Antragstellung besteht, falls ein entsprechender Pflegebedarf festgestellt wird, Anspruch auf die Leistungen in entsprechender Höhe. Neben der Feststellung des

---

1   Vgl. Verena Finkenstädt / Torsten Kessler, Die sozioökonomische Struktur der PKV-Versicherten – Ergebnisse der Einkommens- und Verbrauchsstichprobe 2008, WIP-Diskussionspapier, Köln 3/2012; online zugänglich unter: http://www.wip-pkv.de/veroeffentlichungen.html (05.06.2013).

Pflegebedarfs ist der MDK auch mit der externen Evaluation der Qualität der Pflegeeinrichtungen betraut.

Nach den Zahlen des Statistischen Bundesamts[2] gab es in Deutschland 2011 ca. 2,5 Millionen pflegebedürftige Personen, von denen 1,76 Millionen häuslich und ambulant (70 Prozent) sowie 736.000 stationär (30 Prozent) betreut wurden. Von den 70 Prozent erhalten 1,18 Millionen Personen Pflegegeld, was darauf verweist, dass die weitaus meisten dieser Gruppe vollständig von pflegenden Angehörigen versorgt werden. Diese Zahlen beziehen sich jedoch auf Personen, bei denen durch den medizinischen Dienst der Krankenkassen ein Pflegebedarf gemäss SGB XI festgestellt wurde. Wie viele weitere Personen, die zwar einen Pflegebedarf aufweisen, der aber, weil kein Antrag vorliegt, offiziell nicht festgestellt wurde, von Angehörigen betreut und gepflegt werden, ist nicht bekannt. Die Zahl der Pflegebedürftigen wird in den nächsten Jahren stark ansteigen, je nach Schätzung liegt sie bei knapp 3 Millionen im Jahr 2020, bei 3,3 Millionen im Jahr 2030 3,8 Millionen 2040 und bei mehr als 4 Millionen im Jahr 2050 (davon 2,4 Millionen stationär).[3]

Die Einschätzung des Pflegebedarfes ergibt sich verständlicherweise nicht von selbst, sondern hängt ab vom zugrunde gelegten Pflegebedürftigkeitsbegriff. Da insbesondere nach Einschätzungen der Pflege der mit der Versicherung verbundene Begriff die komplexen Anforderungen nicht mehr adäquat abbildet, wurde in einem Modellprojekt eine Neufassung des Pflegebedürftigkeitsbegriffs diskutiert und formuliert, die im Jahr 2009 dem zuständigen Ministerium vorgelegt wurde. Umgesetzt wurde sie bislang nicht. Stattdessen hat der aktuelle Gesundheitsminister Daniel Bahr im Jahr 2012 erneut einen Expertenbeirat mit der Klärung fachlicher und administrativer Fragen betraut.

---

2   Im Folgenden stammen die Daten, falls nicht anders angemerkt, aus: Statistisches Bundesamt, Pflegestatistik 2011. Pflege im Rahmen der Pflegeversicherung. Deutschlandergebnisse, Wiesbaden 2013; https://www.destatis.de/DE/ZahlenFakten/ GesellschaftStaat/Gesundheit/Pflege/Pflege.html (05.06.2013).

3   Vgl. Sachverständigenrat zur Begutachtung der Entwicklung im Gesundheitswesen (2009): Koordination und Integration – Gesundheitsversorgung in einer Gesellschaft des längeren Lebens. Sondergutachten 2009 – Kurzfassung, Bonn 2009, 92; http://www.svr-gesundheit.de/index.php?id=14 (05.06.2013).

II. Die Akteure der Pflege

Wie eben bereits angesprochen werden etwa 47 Prozent der Pflegebedürftigen in ihrem häuslichen Umfeld von Angehörigen oder anderen Bezugsper-
sonen gepflegt und betreut. Etwas mehr als die Hälfte der Pflegebedürftigen
wird ergänzend oder vollständig von professionellen Pflegedienstleistern
versorgt.

Im ambulanten Bereich sind in Deutschland (Stand 2011) 12.349 Pflegedienste zugelassen, von denen 63 Prozent in privater, 36 Prozent in freigemeinnütziger und 1 Prozent in öffentlicher Trägerschaft sind. Die geringe
Zahl von ambulanten Diensten in öffentlicher Trägerschaft erklärt sich aus
dem in SGB XI festgeschriebenen Vorrang privater und freigemeinnütziger
Träger. Fast alle (97 Prozent) der Dienste bieten neben der Pflege auch häusliche Krankenpflege und Hilfe nach SGB V an, knapp ein Zehntel (9 Prozent)
ist an Wohneinrichtungen, 6 Prozent an ein Pflegeheim angeschlossen. Aus
diesen Zahlen ergibt sich ein Durchschnitt von 47 Pflegebedürftigen pro
Pflegedienst, wobei die privaten zumeist deutlich kleiner (36) als die freigemeinnützigen (65) sind. Seit 2009 ist die Zahl der privaten Träger gestiegen
(5,1 Prozent), die der freigemeinnützigen leicht gesunken (0,6 Prozent).

In der ambulanten Pflege sind 290.714 Menschen beschäftigt, der weitaus
grösste Teil in Teilzeitbeschäftigung (70 Prozent), sodass in Vollzeitäquivalenten 193.301 Stellen bestehen. Der grösste Teil der Beschäftigten sind Frauen
(88 Prozent), von den Beschäftigten verfügen knapp zwei Drittel (62 Prozent) über einen einschlägigen Berufsabschluss als Gesundheits- und Kran-
kenpflegerin und -pfleger, als Altenpflegerin und -pfleger oder als Gesund-
heits- und Kinderkrankenpflegerin und -pfleger. Knapp ein Fünftel der Beschäftigten (19,8 Prozent) verfügt über einen nicht pflegebezogenen Berufsabschluss.

Im Bereich der stationären Pflege bestanden 2011 insgesamt 12.354 Pflegeheime, von denen der grösste Teil (54 Prozent) in freigemeinnütziger Trägerschaft ist, der Anteil der privaten Träger liegt bei 40 Prozent, der der
öffentlichen bei 5 Prozent. An knapp einem Fünftel der Einrichtungen (19
Prozent) sind ein Altenheim oder betreutes Wohnen angeschlossen. Im
Durchschnitt hat ein Heim 64 Bewohnerinnen und Bewohner, wobei die
Heime in öffentlicher Trägerschaft mit 75 die grössten vor denen in freigemeinnütziger (69) und privater Trägerschaft (55) sind.

Interessant ist die Zusammensetzung der Bewohnerinnen und Bewohner
der Pflegeheime. Von den insgesamt 786.920 Personen erhalten 743.120 (94,4
Prozent) Vollzeit-Dauerpflege, eine Steigerung des Anteils um 5,1 Prozent

seit 2009. In dieser Zahl spiegelt sich der Trend, dass stationäre Pflege erst dann beansprucht wird, wenn häusliche Arrangements – aus welchen Gründen auch immer – nicht mehr tragen. Dies zeigt sich auch an den Anteilen der Pflegestufen: Von denen, die Vollzeit-Dauerpflege erhalten, sind 36,6 Prozent in Pflegestufe 1, 39,4 Prozent in Pflegestufe 2 und 21,2 Prozent in Pflegestufe 3 (mit einem geringen Anteil von knapp einem Prozent als Härtefall) eingestuft.

Die Zahl der Pflegeheimplätze liegt bei 875.549, wovon 95 Prozent Vollzeit-Dauerplätze sind. Die meisten Pflegebedürftigen bewohnen Ein-Bett- (60,2 Prozent) oder Zwei-Bett-Zimmer (39,0 Prozent), Mehr-Bett-Zimmer sind mittlerweile die seltene Ausnahme. Die Auslastung der Einrichtungen beträgt bei der Vollzeit-Dauerpflege 88,3 Prozent. 94 Prozent der Einrichtungen betreuten vor allem ältere, die anderen vorrangig körperlich oder geistig behinderte Menschen.

In der stationären Pflege sind 661.179 Menschen beschäftigt, die meisten in Teilzeitarbeitsverhältnissen (61 Prozent), sodass in Vollzeitäquivalenten 479.547 Stellen bestehen. Ähnlich wie bei den ambulanten Diensten sind die Beschäftigten vor allem Frauen (85 Prozent), zwei Drittel der Beschäftigten arbeiten vorrangig im Bereich der Pflege und der Betreuung, knapp die Hälfte (45 Prozent) verfügt über einen einschlägigen Berufsabschluss. Wenn auch in den stationären Einrichtungen die Zahl der Beschäftigten in Hauswirtschaft und Verwaltung deutlich höher ist als im ambulanten Bereich, lassen sich diese Zahlen doch so interpretieren, dass ein grosser Teil der Pflege von nicht einschlägig ausgebildeten Beschäftigten erbracht wird.

III. Die Finanzierung der Pflege

Wie bereits zu sehen war, werden die Kosten für die Pflege von verschiedenen Trägern erbracht. Zunächst sind dies Leistungen der Pflegeversicherung, sodann privat zu tragende Kosten, die zum Teil durch die Sozialhilfe (SGB XII) übernommen werden. Hinzu kommen in geringerem Umfang Kosten durch medizinisch verordnete Leistungen, die durch Pflegedienste erbracht werden (z. B. Medikamentengabe, Verbandwechsel u. ä.) und von den Krankenkassen (SGB V) übernommen werden. Aber von welchen Kosten ist hier überhaupt die Rede? Auskunft hierüber erteilt der Pflegereport, der jährlich von der BEK, einem der grössten Anbieter auf dem Markt der Kranken- und Pflegeversicherungen, publiziert wird. Der Pflegereport 2012 geht von Gesamtlebenszeitausgaben für Pflege von durchschnittlich 33.256

Euro aus, das dabei von einer grossen Streuung auszugehen ist, belegt schon, dass der Median bei 16.820 Euro liegt. Die Bandbreite der Ausgaben bewegt sich zwischen 13 und 262.215 Euro. Für 27,9 Prozent der Betroffenen liegen die Kosten unter 5000 Euro, für 10 Prozent allerdings über 85.000 Euro. Zudem versterben ca. 53 Prozent der Personen, bei denen ein Pflegebedarf festgestellt wurde, innerhalb der ersten beiden Jahre nach Eintritt der Pflegebedürftigkeit. Von diesen Gesamtkosten werden für die ambulante Betreuung durchschnittlich 6087 Euro privat finanziert (bei einer Spanne von 0 und 55.605 Euro), wobei der durchschnittliche Betrag für Frauen deutlich höher ausfällt als für Männer (6929 Euro gegenüber 4327 Euro). Dies liegt vor allem darin begründet, dass die Lebenserwartung von Frauen deutlich über der der Männer liegt und entsprechend längere Pflegezeiten entstehen. Zudem liegt die Zahl der pflegebedürftigen Frauen deutlich über der der Männer; dies gewinnt dadurch an Brisanz, dass die durchschnittlichen Rentenzahlungen für Frauen deutlich unter denen für Männer liegt. Ich komme weiter unten darauf zurück. Die privaten Kosten für stationäre Pflege liegen noch einmal deutlich höher, sie belaufen sich – bei wiederum grosser Streuung – auf einen Durchschnittsbetrag von 31.131 Euro, wobei bei ca. einem Drittel der Betroffenen kein stationärer Aufenthalt in einer Einrichtung eintritt, bei 10 Prozent der Betroffenen aber Kosten von mehr als 99.000 Euro entstehen (bis maximal 300.000 Euro).

Falls der oder die Betroffene diese Kosten nicht aus eigener Kraft erbringen kann, sind nach dem Prinzip der Nachrangigkeit die direkten Angehörigen zum Unterhalt verpflichtet (Elternunterhalt gemäss §§ 1601ff. BGB). Erst danach tritt die Sozialhilfe ein (§§61ff. SGB XII, Hilfe zur Pflege). Der Pflegereport der BEK beziffert die Lebenszeitausgaben der Sozialhilfe für ambulante Pflege auf 744 Euro für Männer und auf 976 Euro für Frauen, für stationäre Pflege werden Kosten in Höhe von 2059 Euro bzw. 5391 Euro übernommen. Hier ist darauf zu verweisen, dass – aus den unterschiedlichsten Gründen – nicht alle Anspruchsberechtigten entsprechende Anträge stellen.

Da die Pflegeleistungen in erster Linie für ältere Personen erbracht werden, kommen für die privat zu finanzierenden Leistungen vor allem Renten oder Pensionen und das private Vermögen in Betracht. In Deutschland leben etwas mehr als 20 Millionen Rentenempfänger (Deutsche Rentenversicherung 2013), die durchschnittliche Höhe der Rentenzahlungen lag 2011 nach Abzug der Kranken- und Pflegeversicherungsbeiträge bei 849 Euro (Frauen 739 Euro, Männer 998 Euro), wobei die Beträge in den neuen Bundesländern bei den Männern geringfügig, bei den Frauen deutlich höher lagen (964 Euro bzw. 1008 Euro). Eine Durchschnittsrente allein kann bei einer hohen Pflegebedürftigkeit die privat zu tragenden Kosten häufig nicht decken. Zumal von den Renten auch noch der Lebensunterhalt und gegebenenfalls die Mietkosten bestritten werden müssen.

Das private Vermögen jedoch ist nach den Zahlen der Deutschen Bundesbank (Deutsche Bundesbank 2012) äusserst ungleich verteilt. Das durchschnittliche Nettovermögen beträgt 195.200 Euro, der Median liegt deutlich niedriger bei 51.400 Euro. Das oberste Dezil verfügt über 59,2 Prozent des Vermögens, entsprechend liegt der Gini-Index bei 75,8 Prozent. Geht man also davon aus, dass die Bezieherinnen und Bezieher niedriger Renten zum weitaus grössten Teil nicht über nennenswertes Vermögen verfügen, lässt sich aus den Zahlen schliessen, dass eine relativ grosse Zahl Pflegebedürftiger nicht die professionelle Pflege erhält, die dem Pflegebedarf angemessen wäre. Dies kann sich z. B. darin niederschlagen, dass in der ambulanten Pflege weniger Einsätze durchgeführt werden als eigentlich nötig. Die Einsätze und Massnahmen werden zwischen Pflegebedürftigen und den Anbietern ambulanter Pflege vereinbart, übersteigen die Kosten die vorhandenen Mittel, liegt die Option nahe, irgendwie zu versuchen, die Pflege durch eigene Leistungen (der Ehepartner, Kinder, eventuell Freunde oder Nachbarn) zu sichern. Genaue Zahlen über diesen Zusammenhang liegen aber zurzeit nicht vor.

IV. Lücken des Systems

In der jüngsten Ausgabe der Zeitschrift *Ethik in der Medizin* wird der Fall eines 67-jährigen Mannes geschildert, der nach einem cerebralen Insult notfallmässig auf die Intensivstation eines Krankenhauses eingeliefert wird. Dort wird schnell deutlich, dass dieser Mann keine regelmässigen Einkünfte, keine Krankenversicherung, keinen festen Wohnort und keine direkten Angehörigen hat. Er lebte zuvor nicht auf der Strasse, sondern wohnte in der Gartenlaube einer älteren Frau; in seinem lokalen Umfeld versorgte er für ein kleines Taschengeld mehrere ältere und pflegebedürftige Personen durch Hilfe im Haushalt oder Garten und bei Besorgungen. Durch die Therapie verbessert sich die gesundheitliche Situation relativ schnell, er erhält zur Weiterbehandlung Heparin-Spritzen zur Blutverdünnung und Beta-Blocker zur Stabilisierung des Vorhofflimmerns, das Ursache für das Ereignis war. Das Krankenhaus schaltet das Sozialamt der Stadt ein, damit der Patient Grundsicherung im Alter und eine Krankenversicherung erhält. Er erhält das dreissigseitige Antragsformular. «[D]as Ausfüllen des Antrags ist für den Patienten erschwert, da dieser keine geeignete Brille hat. Seine Angaben im Antrag bleiben notwendigerweise lückenhaft. So kann er weder eine feste Adresse, noch eine Bankverbindung, noch genaue Angaben zu seinen bisherigen Beschäftigungsverhältnissen machen. Auch eine Meldebescheinigung, eine Sozialversicherungsnummer oder eine Ausweisnummer fehlen.»[4] Da der Antrag nicht vollständig ausgefüllt vorgelegt werden kann, gewährt das Sozialamt keine Leistungen. So kommt es, wie es kommen muss: nach zwei Wochen Klinikaufenthalt wird der Patient mit einem Arztbrief (für einen nicht vorhandenen Hausarzt), in die «häusliche Umgebung» entlassen. Zwei Tage danach wird er nach einem Sturz wieder in die Klinik eingeliefert.

Neben den Fehlern und Unterlassungen, die hier festzustellen sind, verweist der Fall auf ein grundlegenderes Problem. Die Zahl der Personen ohne Krankenversicherungsschutz beläuft sich derzeit auf ca. 150.000,[5] hinzu kommen die nicht erfassten Wohnungslosen und Menschen ohne Aufenthaltstitel. Obwohl rein rechtlich Massnahmen vorgesehen sind, die auch solche Fälle auffangen können,[6] entsteht in Deutschland mit steigender Tendenz ein «ökonomisches wie assekuratives Prekariat»,[7] was ähnliche Fälle zunehmend wahrscheinlicher macht. Das soziale Netz wird auch im Bereich der medizinischen und pflegerischen Versorgung immer weitmaschiger.

V. Schlussfolgerungen

Grundsätzlich ist die Bevölkerung in Deutschland gegenwärtig hinsichtlich der medizinischen und pflegerischen Versorgung in ausreichendem Masse gesichert. Allerdings werden die Lücken grösser und zahlreicher. Sie betreffen zum einen Fälle wie den oben geschilderten, aber sie betreffen auch die Personen, die Pflegeleistungen aus eigenen Mitteln nicht (zusatz-)finanzieren können und aus welchen Gründen auch immer keine Sozialleistungen

---

4   Fall: Verantwortung für Versorgungskontinuität bei fehlendem Versicherungs-schutz, in: Ethik in der Medizin 25/2013, 143–144.

5   Vgl. Arne Manzeschke, Kommentar I zum Fall: ‹Verantwortung für Versorgungs-kontinuität bei fehlendem Versicherungsschutz›, in: Ethik in der Medizin 25/2013, 145–146.

6   André Bohmeier, Kommentar II zum Fall: ‹Verantwortung für Versorgungskonti-nuität bei fehlendem Versicherungsschutz›, in: Ethik in der Medizin 25/2013, 147–148 (148).

7   Manzeschke 2013 (Anm. 5), 145.

beziehen. Es steht zu befürchten, dass diese Situation sich in den nächsten Jahren verschärfen wird. Zum einen wird die Zahl der Pflegebedürftigen immens steigen bei einer potenziell kleineren Zahl der Personen aus dem persönlichen Umfeld, die die häusliche Pflege übernehmen wollen oder können. Auf der anderen Seite steigt die Zahl der Personen mit niedrigem Einkommen (Ausweitung des Niedriglohnsektors), was Folgen für die späteren Rentenhöhen hat. Zudem werden die Renten aufgrund der neuen Rentenformel auf ein niedrigeres Niveau sinken. So schlägt die Neuordnung der Sozialpolitik mittelbar auf die Sicherheit der medizinischen und pflegerischen Versorgung durch. Die jüngst beschlossenen Massnahmen der deutschen Regierung (z.B. die Förderung privater Pflegezusatzversicherungen) werden diesbezüglich kaum Effekte haben. Die Menschen, die hier ein besonders hohes Risiko aufweisen, werden die zusätzliche finanzielle Belastung kaum aufbringen können oder wollen. «Selbst die Bundesregierung geht in ihrer Finanzplanung nur von weniger als 2 Millionen Versicherungsverträgen aus. Hierbei wird es sich in erster Linie um einkommensstärkere Haushalte handeln, so dass einkommensschwächere Haushalte, die keine derartige Versicherung abschliessen, mit ihren Steuerzahlungen die steuerliche Förderung der einkommensstärkeren Haushalte, die eine solche Versicherung abschliessen, finanzieren und es so zu einer sozialstaatlichen Umverteilung von unten nach oben kommt.»[8]

Auch wenn es zum gegenwärtigen Zeitpunkt noch überzogen ist, von einer Zwei-Klassen-Pflege zu sprechen – schliesslich ist das Versorgungsniveau im internationalen Vergleich relativ hoch – mehren sich die Hinweise, dass der Weg in diese Richtung gehen könnte. So entstehen in den letzten Jahren in steigendem Mass Seniorenwohnanlagen mit gehobenem Niveau inklusive ärztlicher und pflegerischer Versorgung, die für Durchschnittsverdiener bzw. Rentenbezieher unerschwinglich sind.

Offen ist, wie auf die in den nächsten Jahren steigende Zahl von Pflegebedürftigen zu reagieren ist. Je nach Modellrechnung geht man von einem Anstieg der stationär zu versorgenden Menschen um mehr als das Dreifache bis zum Jahr 2050 aus. Dem allein mit dem Ausbau der Pflegeheime zu be-

---

8   Heinz Rothgang / Rolf Müller / Rainer Unger, BARMER GEK Pflegereport 2012. Schwerpunktthema: Kosten bei Pflegebedürftigkeit, 2012, 12; https://presse.barmer-gek.de/barmer/web/Portale/Presseportal/Subportal/Infothek/Studien-und-Reports/Pflegereport/Pflegereport-2012/Content-Pflegereport-2012.html (05.06.2013).

gegnen, wird aus verschiedenen Gründen nicht möglich sein. Dem steht neben finanziellen Hindernissen auch die Einsicht entgegen, dass eine derart hohe Zahl von potenziell notwendigen Einrichtungen nicht nachhaltig gesichert werden kann. Denn nach dem demografischen «Pilz» wächst der deutlich dünnere «Stamm» nach, sodass die Zahl der älteren Menschen (wenn auch nicht unbedingt in gleichem Masse prozentual) deutlich abnehmen wird. Dementsprechend wird aktuell intensiv über alternative Wohn- und Versorgungsformen diskutiert. Wie sich diese Diskussion entwickeln und was in Zukunft umgesetzt werden wird, lässt sich bislang nicht abschätzen.

Weiter ist unklar, wer die zunehmende Zahl von Pflegebedürftigen in Zukunft (professionell) versorgen soll und kann. Schon jetzt ist in der Pflege im Krankenhaus ein akuter Fachkräftemangel festzustellen.[9] Allein bis zum Jahr 2025 wird mit einem zusätzlichen Mehrbedarf an Vollzeitkräften in der Grössenordnung von 19,5 Prozent gerechnet, der sich insbesondere im Bereich ambulanter und stationärer Pflege ergibt (35,4 Prozent), während im Krankenhausbereich die Steigerung geringer (8,1 Prozent) ausfällt.[10] Eine Studie der Bertelsmann-Stiftung geht von noch dramatischeren Entwicklungen aus. Im Jahr 2030 wird demzufolge eine Personallücke allein in der ambulanten Pflege von 117.000 Vollzeitäquivalenten entstehen, die zu 81 Prozent auf die Erhöhung der Zahl der Pflegebedürftigen und zu 19 Prozent auf den Rückgang der Erwerbspersonen zurückzuführen ist.[11] Der Bedarf in der stationären Pflege wird derselben Studie zufolge um 318.000 Vollzeitäquivalente steigen.[12] Es ist absehbar, dass der Mehrbedarf an Fachkräften nicht durch ausländische Pflegekräfte wird abgedeckt werden können. Auch hier wird darauf geachtet werden müssen, wie durch alternative Wohn- und Versorgungsformen entsprechende Aufgaben wahrgenommen werden können. «Daher wird es notwendig sein, neue Versorgungskonzepte zu entwickeln und zu implementieren, die zu einer Stabilisierung der Angehörigenpflege, einem Ausbau der ambulanten Versorgung und einer Ruckführung des Anteils stationärer Versorgung führen und damit eine Versorgungslücke

---

9   Michael Isfort / Frank Weidner, Pflege-Thermometer 2009. Eine bundesweite Befragung von Pflegekräften zur Situation der Pflege und Patientenversorgung im Krankenhaus. Herausgegeben von: Deutsches Institut für angewandte Pflegeforschung e.V. (dip), Köln 2010; http://www.dip.de/fileadmin/data/pdf/material/dip_Pflege-Thermometer_2009.pdf; (05.06.2013).

10   Anja Afentakis/Tobias Maier, Projektionen des Personalbedarfs und -angebots in Pflegeberufen bis 2025, Wirtschaft und Statistik 11/2010, 990–1002 (998).

11   Rothgang/Müller/Unger 2012 (Anm. 8), 53.

12   Rothgang/Müller/Unger 2012 (Anm. 8), 54.

dieser Grössenordnung gar nicht erst entstehen lassen.»[13] Darüber hinaus werden vor allem Case- und Care-Management Ansätze dazu beitragen können, über eine Stärkung häuslicher Pflegearrangements insbesondere die Notwendigkeit stationärer Pflege zu verzögern oder gar auszuschliessen.

---

13 Rothgang / Müller / Unger 2012 (Anm. 8), 79.

Luzius Müller

Grenzen der Medizin im Alter?

I. Der Ansatz der Befähigung hin zur Partizipation

Im vorliegendem Beitrag wird der Ansatz der ‹Befähigung zur längerfristig integral-eigenverantwortlichen Lebensführung zum Zwecke der Teilnahme-möglichkeiten an sozialer Kommunikation› des Sozialethikers Peter Dabrock für die spezifischen Fragestellungen der Altersmedizin fruchtbar gemacht. Die daraus resultierenden Thesen dürfen nicht als normative Innovationen verstanden werden, sondern sind vielmehr eine Beschreibung und theore-tische Fundierung jener Praxis, die sich in gerontologischen Zentren und Pflegeheimen in den vergangenen Jahren durchgesetzt hat. Angewandte Ethik wird dabei nicht nur als eine moralische Entscheidungshilfe verstan-den, sondern vielmehr auch als eine Theorie zur Wahrnehmung und Be-schreibung der im Alltag bewährten guten Praxis und also auch ein Medium der Versprachlichung und Konzeptualisierung.

Der hier vorliegende Beitrag «Grenzen der Medizin im Alter?» stellt eine Zusammenfassung des Schlusskapitels der gleichnamigen Monografie des Autors dar.[1]

Peter Dabrocks Konzept der ‹Befähigung hin zur Partizipation› findet seinen primären Platz im gesundheitspolitischen Diskurs um notwendige medizinische Grundleistungen und Priorisierungen bestimmter Behandlun-gen, die durch ein solidarisch finanziertes Gesundheitssystem getragen werden sollen. Dabrock versucht diese sozialethisch-gesundheitspolitischen Fragestellungen mit seinem Ansatz auf ein theologisch anschlussfähiges anthropologisches Fundament zu stellen, das die Reduktionismen uti-litaristischer Lebensqualitäts-Argumente oder liberaler Ansätze der schieren Wahrung der Autonomiefähigkeit korrigiert. Im Unterschied zu den liberal-anthropologischen Grundparadigmen des ‹homo oeconomicus›, des ‹me-thodischen Individualismus› und der ‹negativen Freiheit›, welche «[...] vom einigermassen gebildeten, autonomen, entscheidungsfähigen, wirtschaftlich

---

1   Luzius Müller, Grenzen der Medizin im Alter? Sozialethische und individual-ethische Diskussion, Zürich 2010.

abgesicherten, ausschliesslich an Eigennutz orientierten Subjekt aus [ge-
hen]»[2] – einem Menschen also, der zuerst frei und autark sein will und nur
nötigenfalls auf Vertragsbasis Kooperationen eingeht – zielt der Ansatz der
Befähigung hin zur Partizipation auf die Voraussetzungen zur ‹längerfristig
integral-eigenverantwortlichen Lebensführung zum Zwecke der Teilnahmemöglichkeiten an sozialer Kommunikation›.[3]

Die Minimalbestimmung menschlichen Seins und das aus dieser Bestimmung resultierende Mass an solidarisch finanzierten Gesundheitsleistungen sollen sich nicht nur, wie es liberal-individualistische Theorien vor-
geben, am Schutz der Autonomie orientieren, welche die Freiheit negativ,
als ‹Freiheit von …› bestimmt. Die Minimal-Anthropologie soll vielmehr auf
einem Menschenbild fussen, das die ‹Befähigung zur längerfristig integral-
eigenverantwortlichen Lebensführung› – sprich Autonomiefähigkeit – als
Grundgut anerkennt, diesem jedoch als seine Voraussetzung und seinen
Zweck die Teilnahmemöglichkeiten an sozialer Kommunikation beigibt.
Nach diesem Verständnis ist die Sozialität des Menschen erstens die Voraussetzung seiner Autonomie und zweitens der Raum, der autonom gestaltet
werden kann, in dem sich also Autonomie realisieren lässt. Wenn Autonomie realisiert wird, so vor allem dadurch, dass soziale Interaktionen frei
gestaltet werden. Die Anthropologie des Ansatzes von Dabrock erkennt den
Menschen so primär als soziales und sekundär als autonomes Wesen an.

Damit ist die Teilnahme an spezifischen kommunikativen und kooperativen Prozessen nicht a priori diktiert. Vielmehr soll die Möglichkeit eröffnet
werden, die individuelle Lebensführung, was die Teilnahme an Kommunikation und Kooperation betrifft, eigenverantwortlich gestalten zu können.
Denn umgekehrt gilt: Das Individuum wird seine Teilnahme an Kommunikation und Kooperation nicht eigenverantwortlich wählen können, wenn ihm
die praktisch-materialen Voraussetzungen dazu fehlen. Es wird deutlich,
dass der Ansatz der Befähigung zur Partizipation über den rein formalen
Ansatz der Selbstbestimmung hinaus Freiheit nicht nur negativ als ‹Freiheit
von …›, sondern positiv als ‹Freiheit zu …› konstruiert. Die auf Partizipation
basierende Anthropologie ist nicht liberalistisch leer, nur auf den Schutz der
Selbstzwecksetzung fixiert, sondern integriert Kooperation und Kommunikation als existenzielle Grundvollzüge in ihr Menschenbild, da sich menschliches Leben faktisch in kommunikativen, kooperativen Zusammenhängen

---

2   Peter Dabrock, Capability-Approach und Decent Minimum, in: Zeitschrift für
    Evangelische Ethik, 46/2001, 205.
3   Dabrock 2001 (Anm. 2), 206.

vollzieht. Der Ansatz der ‹Befähigung hin zur Partizipation› fordert daher, die materiellen und auch konditionalen Grundlagen von Kommunikation und Kooperation als Güter einer egalitaristischen Verteilungsgerechtigkeit zu betrachten.

Medizin findet ihren Zielbegriff in der Gesundheit, der auf der Basis dieses Ansatzes nicht nur an abstrakten und diffusen Vorstellungen über autonome Individuen und über Lebensqualität, sondern am inhaltlich reicheren Konzept des partizipativen und relationalen Lebens auszurichten ist. Die Gesundheitspolitik soll ihren Verteilungsüberlegungen nicht nur die unscharfen Begriffe der Wahrung der Autonomiefähigkeit oder Lebensqualität zugrunde legen, sondern darüber hinaus den Begriff ‹Befähigung hin zur Partizipation› an sozialen Lebensvollzügen. Der Ansatz der Befähigung hin zur Partizipation sistiert die Kriterien der Autonomiefähigkeit und Lebensqualität keineswegs, sondern fundiert, bündelt und schärft diese auf den Begriff der Partizipation an Kommunikation und Kommunikation hin, damit klarer wird, was unter Lebensqualität und Selbstbestimmung überhaupt verstanden werden könnte.

Dabei wird Gesundheit als eines jener konditionalen Güter angesehen, das Kommunikation und Kooperation ermöglicht. So kann die Gesundheitsversorgung dem Ansatz Dabrocks folgend nicht nur zum Thema liberaler Tauschgerechtigkeit werden. Da Gesundheit ein konditionales Gut für die freie Teilnahme an Kommunikation und Kooperation ist, muss die Gesundheitsversorgung das Thema egalitaristischer Verteilungsgerechtigkeit hin zur Verbesserung der autonomen Teilnahmemöglichkeiten an Kommunikation und Kooperation sein.[4] Im Ansatz der ‹Befähigung hin zur Partizipation› werden also auch die Voraussetzungen eines fairen, auf gleichen Kommunikationsvoraussetzungen basierenden Tauschhandels gesichert, denn auch Tauschprozesse müssen als kommunikative und kooperative Prozesse verstanden werden!

Der Ansatz der Befähigungsgerechtigkeit macht deutlich, dass Gerechtigkeitserwägungen hinsichtlich der Zuteilung von Ressourcen nicht an einem angeblich soziokulturell unabhängigen, ‹dünnen› Menschenbild liberal-säkularer Provenienz Mass nehmen und so allgemeine, kulturinvariante Kriterien eines *decent minimum* definieren können.[5] Gesundheitspolitische und medizinische Zuteilungsentscheidungen mit dem Ziel der Befähigung

---

4   Vgl. Peter Dabrock, Medizin in Zeiten knapper Ressourcen. Eine Auseinandersetzung mit Otfried Höffe, in: Zeitschrift für Evangelische Ethik, 43/1999, 2–22.

5   So z. B. Norman Daniels, Am I My Parents Keeper?, Oxford New York, 1988, 62–78.

hin zu Kommunikation und Kooperation berücksichtigen die faktisch gegebenen gesellschaftlichen und individuellen Kommunikations- und Koopera-
tionsbedingungen.[6] Dies ist u. a. für internationale Vergleiche von Systemen
der Gesundheitsversorgung von Bedeutung. Hier liegt aber auch die Alters-
sensibilität des Ansatzes, die es erlaubt, Fragen der Medizin im Alter an-
zugehen.

II. Individualethische Ableitungen von Dabrocks Ansatz für die Medizin im Alter

Das protestantische Axiom der Freiheit zum Selbstentwurf führt bei den
Entscheidungen über die Belange eines konkreten Patienten auf den Weg
der Individualethik.

«Der interne Pluralismus der evangelischen Ethik verdankt sich den
Grundsätzen der reformatorischen Theologie: Die Freiheit zu eigenen, von
üblichen abweichenden oder besonderen Standpunkten ist immer schon als
Kennzeichen des Protestantismus angesehen worden. Denn nur in wenigen
Fragen hat die protestantische Tradition Eindeutigkeit oder sogar Einstim-
migkeit verlangt: in den Grundfragen des Glaubens, mit denen die Kirche
steht oder fällt. Fragen der Lebensform und der Weltanschauung – und also
die meisten Themen der Ethik – gehören nicht dazu.»[7]

Dem Weg der protestantischen Individualethik korrespondiert das me-
dizinethische Prinzip des Respekts vor der Patientenautonomie, das seine
Umsetzung im *informed consent* findet. Der *informed consent* muss aber
seinerseits als Akt kommunikativen Handelns zwischen Arzt und Patient
verstanden werden.[8] So wird erneut deutlich, dass zur Gewährleistung der
Autonomie in konkreten Kontexten kommunikatives Handeln immer schon
vorausgesetzt ist.

Die protestantische Tradition erachtet es als evident, zumindest ein Veto-
recht bezüglich medizinischer Eingriffe und deren Begrenzung der Entscheidung des Patienten anheimzustellen. Es ist des Menschen unverwechselbare

---

6   Vgl. Dabrock 2001 (Anm. 2), 205f.

7   Dietrich Rössler, Die Moral des Pluralismus, in: Reiner Anselm, Ulrich H. J.
     Körtner (Hg.), Streitfall Biomedizin. Urteilsfindung in christlicher Verantwortung,
     Göttingen 2003, 191.

8   Vgl. Müller 2010 (Anm. 1), 383–398.

Würde, das Entscheidungsrecht bezüglich Fragen seiner Lebensgestaltung zu besitzen – unabhängig vom Alter.

Wenngleich keinerlei Altersmerkmale das grundsätzliche Recht zur Selbstbestimmung des Patienten aufheben, so werden doch das Alter des Patienten und seine Vorstellungen über das Alter die autonome Entscheidung unter Umständen inhaltlich mitbeeinflussen. Wie viel Möglichkeit der Teilnahme an sozialer Kommunikation sich ein alter Patient wünscht und erhoffen kann, hängt von seiner je individuellen Lebenssituation (u. a. vom biologischen Alter) und seinen je individuellen Vorstellungen des guten Lebens und des guten Alters ab.

Die Endlichkeit menschlichen Wohls und menschlicher Existenz muss hierbei grundsätzlich vor Augen stehen, wenngleich sie keine generellen Eindeutigkeiten bezüglich Therapieentscheidungen im Alter zu erzeugen vermag. Auch die sowohl der protestantischen als auch der katholischen Tradition bekannte Tugend der Mässigung bietet bei medizinischen Entscheidungen keine unmittelbare Hilfe, da unklar bleibt, welches Mass an Genügsamkeit diese Tugend fordert. Die Einübung in die Tugend der Mässigung und die Praxis des Masshaltens stellen hohe Werte der Lebensweisheit dar, finden aber ihrerseits eine je individuelle Ausprägung.[9]

Die soziale Textur der Autonomie und die Beteiligung anderer Personen im medizinischen Kontext mit spezifischen Verantwortungen gegenüber dem Wohl des Patienten machen den Weg der diskursiven Entscheidungsfindung als Weiterführung des individualethischen Ansatzes notwendig. Die Entscheidungsverantwortung obliegt somit zuerst dem Patienten, der seine Ziele auch abhängig von der Selbstwahrnehmung seiner Situation und seines Alters verantwortlich setzen muss. Eine Mitverantwortung an der Entscheidung obliegt sodann aber auch dem Medizinalpersonal, das sich die Sorge um das Wohl des Patienten und den Respekt gegenüber der Patientenautonomie aufgrund des Standesethos zum Prinzip gemacht hat und an der Situation beteiligt ist.

Die subjektive Selbstwahrnehmung eines alten Patienten kann mit der Fremdwahrnehmung des Patienten durch den Arzt konfligieren. Sprich: Es kann beispielsweise dazu kommen, dass ein Patient eine Behandlung ablehnt, weil er sich seinem Lebenskonzept und Alterskonstrukt folgend als zu alt einschätzt, während der Arzt diese Auffassung nicht teilt und realistische medizinische Möglichkeiten zu Wiedererlangung partizipativer Kompetenzen sieht. Wie angedeutet, sollte in diesem Fall aufgrund der fakti-

---

9   Vgl. Müller 2010 (Anm. 1), 36f.

schen Kooperation und des Prinzips der sozialen Verantwortung eine Entscheidungsfindung durch gegenseitige argumentative Überzeugung im diskursiven Prozess erfolgen. Die liberal-protestantische Tradition erkennt jedoch dem Patientenwillen des urteilsfähigen Patienten – zumal im Alter, aufgrund der Lebenserfahrung – eine höhere Geltung zu.

Die Mitverantwortung des Arztes für Entscheidungen im Einzelfall setzt bei diesem auf die Fähigkeit zur realistischen Einschätzung, welche Ziele mit den zur Verfügung stehenden medizinischen Mitteln sinnvoll gesetzt und erreicht werden können. Wenn auch hier der Ansatz der Befähigung hin zur Partizipation als massgebend erachtet wird, so sind bei der Therapieevaluation auch das effektive Teilnahmeverhalten in Bezug auf soziale Kommunikation und die realistischen Wünsche des jeweiligen Patienten zu erheben: Was dient dem Patienten in seinen Lebenszusammenhängen zur Erhaltung seiner faktischen sozialen Interaktionen? Hier zeigt der Ansatz der Befähigung eine besondere Sensibilität für die unterschiedlichen soziokulturellen Situationen verschiedener und auch verschieden alter Menschen. Insbesondere im Alter sind nicht allen Patienten alle Partizipationsfähigkeiten und -möglichkeiten gleichermassen wichtig. Es kann auch im Alter der Wunsch bestehen, sich beispielsweise an neuen Formen der Kommunikation zu beteiligen, aber er ist nicht immer gegeben. Nicht selten zielen alte Menschen ihrer eigenverantwortlichen Lebensführung entsprechend eher auf die Erhaltung der Möglichkeiten der Teilnahme an bestehenden Kommunikations- und Kooperationsvollzügen. Daher sind die Therapieziele bei älteren Patienten den besonderen individuellen Wünschen zur Teilnahme an konkreten, spezifischen Kommunikations- und Kooperationszusammenhängen (Kontakt mit Enkelkindern, Verbleib in der eigenen Wohnung, Befähigung zur Lektüre, Schmerzfreiheit etc.) anzupassen und weniger auf allgemeine Überlegungen und Zielsetzungen abzustützen.

Sodann muss der Arzt in der Lage sein, dem Patienten und sich selbst deutlich zu machen, dass der Medizin in der Praxis nicht alles möglich ist, was theoretisch wünschenswert wäre.[10] Das biologische Alter und die allgemeine Gebrechlichkeit, nicht aber das chronologische Alter, wird bei dieser Abschätzung der Erfolgswahrscheinlichkeiten und der Belastung durch eine Behandlung eine ausschlaggebende Rolle spielen. Auch auf die Nachhaltig-

---

10 Vgl. Bettina Schöne-Seifert, Marginale Wirksamkeit medizinischer Massnahmen, in: dies. et al. (Hg.), Gerecht behandelt? Rationierung und Priorisierung im Gesundheitswesen, Paderborn 2006, 221–224.

keit einer Massnahme ist zu achten: Der Ansatz der Befähigungsgerechtig-keit formuliert die ‹längerfristige Befähigung› als sein Ziel.

Im Einzelfall kann unter Umständen nach den Regeln der Billigkeit vom Prinzip der Nachhaltigkeit abgewichen werden, wenn auf diese Weise kurz-fristige, aber hochrangige Ziele erreicht werden können. Die Endlichkeit medizinischer Möglichkeiten angesichts fortgeschrittener Multimorbidität im Alter darf jedoch nicht durch therapeutischen Übereifer vertuscht wer-den. Es ist prinzipiell anzuerkennen, dass die Medizin im Alter aufgrund des biologischen Alters und der Multimorbidität vor erhöhten Schwierig-keiten bezüglich Diagnostik, Indikation und Prognostik steht.

Insbesondere gilt es auch, die grundsätzlichen Probleme medizinischer Behandlungen richtig wahrzunehmen: Das Patientenwohl wird im Hinblick auf die Befähigung zur Partizipation durch medizinische Eingriffe (Opera-tion, Spitalaufenthalt, Rehabilitation) kurz- oder mittelfristig negativ beein-trächtigt, um es längerfristig wiederherzustellen. Die ‹Befähigung zur eigen-verantwortlichen Lebensführung zum Zweck der Teilnahmemöglichkeiten an sozialer Kommunikation› meint die Möglichkeit des Individuums, soziale Kommunikation zu kontrollieren, zu steuern und nach eigenem Gutdünken zu gestalten. Diese Fähigkeit zur freien Gestaltung der eigenen Partizipation wird beispielsweise durch den Aufenthalt im Krankenhaus (und Pflegeheim!) vermindert. Der Patienten verliert einerseits seine gewohnte Mitwelt und wird andererseits in der medizinischen Institution zu Kommunikations- und Kooperationsprozessen genötigt, die er möglicher-weise nicht wünscht. Die besten medizinischen Absichten können sich so ins Gegenteil verkehren. Bei biologisch stark gealterten Patienten legt sich daher einerseits eine vorsichtige Abschätzung der noch zu erwartenden Lebenszeit mit und ohne medizinischen Eingriff nahe. Andererseits soll eine Relation gebildet werden zwischen dem durch den medizinischen Eingriff zu er-wartenden kurz- und mittelfristigen Schaden an der Befähigung zur selbst-bestimmten Teilnahme an Kommunikation und Kooperation und dem durch den medizinischen Eingriff zu erwartenden längerfristigen Nutzen. Unter Umständen ergibt diese Relation für einen medizinischen Eingriff bei einem biologisch stark gealterten Patienten bezüglich der ‹Befähigung zur integral-eigenverantwortlichen Lebensführung zum Zwecke der Teilnahmemöglichkeiten an sozialer Kommunikation› ein ungünstiges Verhältnis. Zudem sind die Heilungschancen und Komplikationsrisiken bei biologisch stark gealterten Patienten anders zu beurteilen als bei vitaleren Patienten.

Daher führt der Ansatz der Befähigung hin zur Partizipation das ärztliche Handeln dazu, sich insbesondere in der Altersmedizin auch auf andere Möglichkeiten und Zielsetzungen im Rahmen des therapeutischen Standesethos zu besinnen: Die faktische Endlichkeit medizinischer Möglichkeiten kann Entscheidungen dahin leiten, dass gerade um der Befähigung zur Teilnahme an sozialer Kommunikation willen auf medizinische Massnahmen mit unsicherem Erfolg verzichtet wird.

«Das Selbstverständnis der Medizin ist darum in der Richtung zu überdenken, dass die palliative Dimension ärztlichen Handelns gegenüber der bisher einseitig favorisierten kurativen Dimension aufgewertet wird. [...] Die Grenzen ärztlichen Handelns fallen also nicht mit denen seiner kurativen Möglichkeiten zusammen, wie der fragwürdige Begriff des ‹Behandlungsabbruchs› suggeriert. Umgekehrt aber lassen sich die Grenzen kurativer Medizin, d. h. aber auch die Indikationen für eine Reduktion oder gar die Beendigung kurativ-therapeutischer Massnahmen nicht abstrakt bestimmen.»[11]

III. Palliativmedizin

In der seit einigen Jahren verstärkten Thematisierung der Palliativmedizin tritt dieses Bewusstsein insbesondere der Altersmedizin um ihre eigenen Grenzen und ihre darüber hinausgehenden nichtkurativen Möglichkeiten zu Tage. Die Anerkennung der Palliativmedizin ist ein Ergebnis der Einsicht, dass die mit Spitzentechnologie bewehrte Medizin unter Umständen im konsequenten Verfolg ihrer kurativen Ziele das Wohl des einzelnen Patienten eher gefährdet statt befördert.[12]

Die gerontologische Medizin und die Palliativmedizin verstehen sich deshalb betont als interdisziplinäre Felder des Handelns, die neben der klassischen Schulmedizin auch alternativmedizinische Möglichkeiten, Sozialberatung, Seelsorge usw. in ihre Arbeit mit einbeziehen. Weil die Palliativmedizin tendenziell von kurativen Zielsetzungen absieht, kann den sozialen und kommunikativen Vollzügen im Rahmen klinischen Handelns erhöhte Bedeutung zukommen.

---

11 Ulrich H. J. Körtner, Unverfügbarkeit des Lebens, Neukirchen-Vluyn 2001, 52f.

12 Vgl. Schweizerische Akademie der Medizinischen Wissenschaften, Palliative Care. Medizinisch-ethische Richtlinien und Empfehlungen, http://www.samw.ch/docs/Richtlinien/d_RL_PallCareDef35_05_06.pdf, 2 (Mai 2007).

Eine im *informed consent* vereinbarte, bewusste Entscheidung zur Therapiebegrenzung und Änderung der Zielsetzung hin zur Palliation kann eine existenziell-dramatische Situation für alle Beteiligten zumal bei alten Patienten entspannen, da die vom Patient in Übereinstimmung mit dem Medizinalpersonal bewusst verfügte Sistierung kurativer Bemühungen und die Änderung der medizinischen Zielsetzung hin zu einem möglichst schmerzfreien, menschlich ‹erträglichen› und sozial eingebundenen Sterben dazu führen können, dass unrealistische Erwartungen und ein verzweifeltes medizinisches Ringen aufgegeben werden. Wird nicht mehr das Überleben, sondern das medizinisch betreute und menschlich begleitete Ableben avisiert, so ist eine Zielsetzung gefunden, die erreichbar ist; das Sterben ist nicht mehr nur ein medizinischer Misserfolg – nun entscheidet auch die Art des Sterbens über die Qualität des Handelns. Nicht mehr das für die Spitzenmedizin typische Erreichen eines Zieles ausserhalb der Handlung – die Genesung – ist intendiert, sondern die Handlung selbst – die Palliation – und die Art und Weise ihrer Verrichtung durch Kommunikation und Kooperation wird als Ziel gesetzt.[13] Eine gelingende palliative Behandlung wird in besonderer Weise die Befähigung zu Teilnahmemöglichkeiten an kommunikativen Prozessen – wenn gewünscht auch über Sterben und Tod – befördern, wohingegen eine intensive Hochleistungsmedizin nicht selten die Kommunikation mit dem Patienten äusserlich erschwert und das Thema ‹Sterben› angesichts der ausgreifenden medizinischen Bemühungen als unpassend erscheinen lässt.

Die Entscheidung zur Palliation wird bei alten Patienten, deren Ableben aufgrund der Lebenslänge zwar als traurig, aber zumeist nicht als tragisch empfunden wird, unter anderen Vorzeichen getroffen als im Falle jüngerer Patienten. Selbst das chronologische Alter des Patienten wird daher bei Entscheidungen über Palliation auf der Ebene der Emotionen und Intuitionen ein entscheidendes Gewicht bekommen können.[14] Auch materiale Konzepte der Lebensgestaltung und religiöse Vorstellungen können hierbei eine nicht unwesentliche Rolle spielen – nicht zuletzt die christliche Vorstellung einer eschatologischen Vervollkommnung des Lebens.

Es muss betont werden, dass die Palliativmedizin nicht mit Kostenreduktion gleichzusetzen ist. Ebenfalls ist hervorzuheben, dass palliative und

---

13 Vgl. Johannes Fischer, Medizin- und bioethische Perspektiven, Zürich 2002, 42–47.
14 Vgl. Müller 2010 (Anm. 1), 233–235.

kurative Massnahmen sich gegenseitig nicht prinzipiell ausschliessen und manchmal kaum voneinander zu unterscheiden sind.[15]

IV. Koppelung und Entkoppelung

Die theologisch begründete Stützung der Patientenautonomie und des individuellen Umgangs mit der je singulären Situation von Patienten darf nicht von unterschwelligen moralischen Erwartungen unterwandert werden, alte Menschen möchten sich nicht allzu sehr ans Leben klammern. Immer wieder ist zu betonen, dass auch der «freie Wille» einer Person endlicher Natur ist und sich im Spannungsfeld eigener Präferenzen und äusserer Erwartungen und Konventionen etc. konstituieren und artikulieren muss: Die autonome Entscheidung eines Patienten hat kommunikative Strukturen und kann von den mehr oder weniger stillen Erwartungen des Gegenübers beeinflusst werden.

Daraus folgt auch, dass die Entscheidung einzelner Patienten zur Therapiebegrenzung (und entsprechende Patientenverfügungen) nicht zum heroisch-vorbildlichen Akt der Selbstmässigung stilisiert werden sollen. Diese Stilisierung gäbe der Therapiebegrenzung den Charakter eines Ideals und würde so einen moralischen Druck auf andere alte Menschen in vergleichbaren Situationen erzeugen. Werden Behandlungsentscheidungen an Individuen delegiert, so müssen diese moralisch offengehalten werden, und es darf auch chronologisch alten Patienten nicht verargt werden, wenn sie die finanzielle Solidarität der Gesellschaft beanspruchen, indem sie sich für eine Therapie entscheiden, die sie zur Teilnahme an sozialer Kommunikation befähigt.

Ebenso werden forsch vorgetragene, massenmediale Debatten zu einer Begrenzung der Medizin im Alter auch ohne politische Umsetzung ihre Wirkung auf die individuelle Entscheidung alter Menschen haben. Nicht wenige alte Menschen leiden unter dem Gefühl, ein sinnleeres Dasein im Pflegeheim zu fristen und nur noch als Nutzniesser der Familie und Gesellschaft zu existieren. Nicht wenige wollen aber eigentlich doch leben, in bisweilen unerschütterlicher Hoffnung auf Wiedergenesung, obschon ihre Situation von den immer manifesteren Zeichen der Endlichkeit geprägt ist.

---

15 Vgl. Schweizerische Akademie der Medizinischen Wissenschaften, Palliative Care. Medizinisch-ethische Richtlinien, www.samw.ch/dms/de/Ethik/RL/AG/d_PalliativeCare_13.pdf, 6 (12.03.2013).

Der Prozess der Annahme dieser Situation als von irreversiblen Verlusten geprägte und gleichzeitig als zu gestaltende benötigt gleichermassen Zeit und wertschätzende Unterstützung durch Kommunikation und Kooperation. Werden die negativen Selbstbilder alter Menschen durch unsensibel geführte Debatten über eine Begrenzung der Altersmedizin untermauert, wird es ihnen umso schwerer gemacht, ihr fortgeschrittenes Alter anzunehmen und ihren alten Tagen Sinn und Lebensfreude abzugewinnen.

Alte Menschen mögen des Lebens satt sein und die kurative Behandlung einer Krankheit ablehnen; andere mögen den Wunsch haben, weiterzuleben und sich daher für eine nutzenversprechende kurative Behandlung entscheiden. Weder die eine noch die andere Entscheidung soll einer allgemeinen moralischen Wertung unterzogen werden, da ansonsten der individual-ethische Ansatz moralisch untergraben wird.

Regula Schmitt-Mannhart

Versorgungssicherheit in der Langzeitpflege

Die Zahl pflegebedürftiger Menschen nimmt zu, die Nachfrage nach Pflegeleistungen zu Hause steigt und die Pflege in Heimen wird noch später als heute und häufig erst gegen das Lebensende beansprucht; die Pflege wird intensiver und komplexer.

Häufig kommen zu den körperlichen Einschränkungen auch psychische Erkrankungen hinzu, beispielsweise eine demenzielle Entwicklung. Alte Menschen sind also oft auf Fürsorge und Unterstützung angewiesen; wenn sie urteilsunfähig sind, müssen andere stellvertretend für sie entscheiden. Dadurch sind pflegebedürftige alte Menschen besonders verletzlich, manipulierbar, der Behandlung durch ihr Umfeld ausgeliefert. Wie kann sichergestellt werden, dass ihre Würde respektiert wird, und damit ihr Anspruch auf Schutz, Sorge und Autonomie? *Denn Versorgungssicherheit in der Langzeitpflege heisst, dass sichergestellt ist, dass die unantastbare Würde jedes pflegebedürftigen Menschen und dessen bleibender Anspruch auf Schutz, auf Sorge und Autonomie respektiert wird.*

I. Situation in der Praxis

In meiner praktischen Erfahrung als Heimärztin in einer grossen Pflegeinstitution bestätigt sich die oben genannte Tendenz deutlich: die Menschen sind bereits bei Eintritt schwer pflegebedürftig, leiden an mehreren Krankheiten gleichzeitig, befinden sich in komplexen, manchmal auch sehr instabilen Situationen, oft sind sie an einer Demenz erkrankt oder befinden sich in einer Depression. Die Aufenthaltsdauer wird kürzer; das bedeutet deutlich mehr Ein- und Austritte, mehr Todesfälle, aber auch mehr Austritte nach Hause. Vermehrt kommen Menschen aus anderen Kulturen und mit anderem religiösem Hintergrund ins Heim. Hinzu kommt, dass es schwierig ist, genügend qualifiziertes Personal, sowohl Pflegefachleute wie auch Ärzte, zu finden. Schon heute arbeiten in der Langzeitpflege zahlreiche Menschen mit Migrationshintergrund, unter anderem auch Menschen mit anerkanntem Flüchtlingsstatus; sie haben oft einen andern kulturellen und sprachlichen Hintergrund (das kann zu gewissen Schwierigkeiten führen, ist aber auch eine Chance).

II. Schutz, Sorge, Autonomie

Schutz gewähren ist nicht immer einfach: gerade an Demenz erkrankte Menschen können sich selber gefährden, weil sie Gefahren nicht mehr erkennen. Wie sie vor Gefahren schützen, ohne ihre (Bewegungs-)Freiheit einzuschränken? Ihnen sowohl Schutz wie auch grösstmögliche Bewegungsfreiheit zu gewähren, braucht Wissen, braucht Fähigkeit zur ethischen Reflexion, braucht Zeit. Sorge für pflegeabhängige, verletzliche Menschen ist umfassende Sorge: die körperliche, die psychosoziale und die spirituelle Dimension gehören dazu; von zentraler Bedeutung ist die empathische, mitmenschliche Zuwendung. Respektieren der Autonomie pflegebedürftiger alter Menschen heisst, ihre Autonomie zu unterstützen, zu fördern und – bei eingeschränkter Autonomiefähigkeit – nach ihrem mutmasslichen Willen zu handeln: «Eingeschränkte Autonomiefähigkeiten, welche mit zunehmendem Alter häufiger werden und das Gleichgewicht zwischen den abhängigen und unabhängigen Seiten bei einem Menschen stören, heben den Anspruch auf Respektierung seiner Würde und Autonomie nicht auf».[1] Können sie nicht mehr selber ihren Willen ausdrücken, so haben wir sie ihrem mutmasslichen Willen entsprechend zu betreuen und medizinische Entscheide nach ihrem mutmasslichen Willen zu treffen.

Medizinisch-ethische Entscheide müssen in der Langzeitpflege sehr häufig getroffen werden; dabei gibt es «kleinere» alltägliche Entscheide und «grössere», die lebensentscheidend sind. Solche Entscheidungssituationen häufen sich in Krisen und in der Sterbephase. Der Prozess medizinisch-ethischer Entscheidfindung ist eine der grössten Herausforderungen für die betroffenen Menschen, für ihre Angehörigen (besonders, wenn sie die vertretungsberechtigten Personen sind), für die behandelnden Ärzte und das ganze Betreuungsteam. Es ist oft ein langer, anspruchsvoller Weg, der viele Gespräche benötigt. Zu Recht spricht Borasio von den drei goldenen Regeln für gute Entscheidungen am Lebensende. Sie lauten: erstens: reden, zwei-

---

1   Richtlinien der Schweizerischen Akademie der Medizinischen Wissenschaften, Behandlung und Betreuung von älteren, pflegebedürftigen Menschen, 2004, aktualisiert 2012, 9.

tens: reden, drittens: reden. Und: «Ohne Dialog gibt es keine guten Entscheidungen».[2] Um diesen Weg der Entscheidungsfindung zu gehen, braucht es von den Betreuenden, Pflegenden und Ärzten, ethische Kompetenz und Kommunikationsfähigkeit, es braucht Zeit; es braucht auch die Auseinandersetzung mit der eigenen Endlichkeit.

III. Hohe Anforderungen – wenig Zeit

Wie aber können all diese Anforderungen betreffend Schutz, Sorge, Autonomie bei gleichzeitig zunehmend schwererer und komplexerer Pflegebedürftigkeit der Bewohnerinnen und Bewohner erfüllt werden? Wie soll das in Zukunft möglich sein, wenn nicht mehr personelle und finanzielle Ressourcen zur Verfügung stehen? Es fehlt schon heute oft die Zeit für:

— Gespräche mit Patientinnen und Patienten und mit Angehörigen;
— Gespräche unter den verschiedenen in die Betreuung involvierten Personen;
— die interprofessionelle Zusammenarbeit;
— Gespräche, die für die erwähnten Entscheidungsfindungsprozesse notwendig sind;
— die Informationen an den Schnittstellen (z.B. Spital – Heim, oder Heim – Nachbetreuung zu Hause durch Spitex usw.);
— das Zuhören: Was will der pflegebedürftige Mensch uns mitteilen?

In dieser Situation der ständigen Zeitknappheit kommt es viel häufiger vor, dass zum Beispiel:

— Bewohnerinnen/Bewohner mehr Medikamente (z.B. Psychopharmaka) erhalten anstatt der indizierten psychosozialen Unterstützung;
— eine freiheitsbeschränkende Massnahme ergriffen werden muss, weil Alternativen mehr Personal bedingen würden, dieses aber nicht vorhanden ist;
— bestimmte Symptome (z.B. Schmerz, aber auch andere) nicht beachtet und damit auch nicht behandelt werden;
— die dringend erforderliche interdisziplinäre Zusammenarbeit nicht stattfindet;

---

2   Gian Domenico Borasio, Über das Sterben, München 2011, 156.

— für die Entscheidungsfindung zu wenig Zeit eingesetzt wird, auch
  das Verständnis dafür zu wenig vorhanden ist, der Autonomiean-
  spruch zu wenig respektiert wird;
— auf Fort- und Weiterbildungen zur Erweiterung der fachlichen, der
  ethischen, der kommunikativen Kompetenzen verzichtet wird.

IV. Versorgungssicherheit in der Langzeitpflege in Zukunft?

Wir haben den Anspruch, den pflegebedürftigen Menschen Versorgungssicherheit zu bieten, ihnen Schutz, Fürsorge, Autonomie zu gewähren. Das
geht nur, wenn wir Zeit finden, Zeit für Gespräche, für das Reden und das
Zuhören, für die Entscheidungsfindungsprozesse; wenn wir bereit sind, uns
mit den ethischen Fragen auseinanderzusetzen, unsere fachliche, ethische
und kommunikative Kompetenz zu erweitern, interprofessionell zusam-
menzuarbeiten. Eine Utopie angesichts der gesellschaftlichen und der ökonomischen Situation und all der genannten Bedingungen?
    Einerseits ist es unwahrscheinlich, dass unsere Gesellschaft, die Pflege-
bedürftigkeit, Abhängigkeit, insbesondere auch demenzielle Störungen, negativ wertet, mehr Ressourcen für das vierte Lebensalter zur Verfügung
stellen wird. Andererseits gibt es viele Bemühungen, sich mit abhängigen,
pflegebedürftigen Menschen zu befassen und zur Respektierung ihrer Würde beizutragen:

1. Freiwilligentätigkeit: Viele Menschen, gerade im sogenannten dritten Lebensalter, sind bereit oder lassen sich gern motivieren, pflegebedürftige
Menschen in ihrem letzten Lebensabschnitt zu begleiten, ihnen mitmenschliche Zuwendung zu geben. Verschiedene Organisationen rekrutieren solche
Freiwillige, unterstützen und begleiten sie in ihrer Aufgabe.

2. Das neue Kindes- und Erwachsenenschutzrecht (KESR): Dieses ist seit Januar
2013 gültig. Es regelt und fördert unter anderem das Selbstbestimmungs-
recht, gerade auch bei Pflegebedürftigkeit. Die Einführung dieses neuen
Rechts hat bereits jetzt in den Pflegeheimen zu einer Sensibilisierung für die
Patientenautonomie und zu einer vertieften Auseinandersetzung damit geführt.

3. *Aus-, Fort- und Weiterbildungen*: In die Curricula der Pflegeausbildungen und der ärztlichen Aus- und Weiterbildungen sind «Ethik» und «Palliative Care» als wichtige Themen aufgenommen worden.

4. *Nationale Strategie Palliative Care 2010–12 und 2013–15*: Diese von der Gesellschaft für Palliative Care, dem Bundesamt für Gesundheit und der Gesundhheitsdirektorenkonferenz ins Leben gerufene Strategie mit ihren Zielen hat bereits vieles für die Sensibilisierung und die Implementierung von Palliative Care in der Schweiz bewirkt und wirkt weiter (Bei Palliative Care geht es um die Würde, den Schutz, die Sorge, die Autonomie von Menschen mit chronisch fortschreitenden und lebensbedrohlichen Leiden).

5. *Projekt «nachhaltiges Gesundheitssystem» der Akademien der Wissenschaften Schweiz*: Dieses Projekt hat unter anderem folgende Ziele: Breite Kreise der Bevölkerung und der Ärzteschaft sind für das Thema «Nachhaltigkeit des Gesundheitssystems» sensibilisiert. Persönliche und gesellschaftliche Werte und Ansprüche in der Gesellschaft werden diskutiert.

Diese Aufzählung ist sicher nicht vollständig. Es ist klar, dass Versorgungssicherheit in der Langzeitpflege jetzt und in Zukunft ein sehr hoher Anspruch ist, eine grosse Herausforderung für unsere Gesellschaft, und dass sie von uns viele Anstrengungen und unermüdlichen Einsatz fordert. Aber es darf keine Utopie sein, sondern es soll für uns ein Ziel sein, das wir erreichen können und für das wir uns einsetzen wollen.

Autorinnen und Autoren

Hans-Ulrich Dallmann: Prof. Dr. theol., Professor für Ethik am Fachbereich Sozial- und Gesundheitswesen der Hochschule Ludwigshafen am Rhein.

Valeria Ferrari Schiefer: Dr. theol. und Pflegefachfrau (AKP), Professorin an der Hochschule für Gesundheit der HES-SO Valais/Wallis im Studiengang Pflege, lehrt Ethik in der Pflege und Humanwissenschaften.

François Höpflinger: Prof. Dr. phil., Titularprofessur für Soziologie an der Universität Zürich. Forschungsschwerpunkte: Alters- und Generationenfragen, Bevölkerungssoziologie.

Frank Mathwig: Prof. Dr. theol., Beauftragter für Theologie und Ethik beim Schweizerischen Evangelischen Kirchenbund und Titularprofessor an der Theologischen Fakultät der Universität Bern.

Torsten Meireis: Dr. theol., Professor für Systematische Theologie mit Schwerpunkt Ethik an der Theologischen Fakultät der Universität Bern.

Settimio Monteverde: MME, MAE, lic. theol., RN, Careum-Fellow am Institut für Biomedizinische Ethik der Universität Zürich, Dozent mit Schwerpunkt Pflege- und Gesundheitsethik an der Berner Fachhochschule, Fachbereich Gesundheit.

Luzius Müller: Dr. theol., dipl. chem., ref. Universitätspfarrer, Spitalseelsorger, Dozent für Ethik am Bildungszentrum Gesundheit, Koordinator der Ethikkommission am Bethesda.

Rouven Porz: Dr. phil, dipl. biol. AdL ist der Leiter der Fachstelle für klinische Ethik im Inselspital, dem Universitätskrankenhaus in Bern. Er ist ausserdem der Generalsekretär der European Association of Centres of Medical Ethics (EACME) und Gastwissenschaftler an der Freien Universität Amsterdam im Bereich Medizinethik.

Regula Schmitt-Mannhart: Dr. med., FMH Innere Medizin, spez. Geriatrie, Ärztin in der tilia Stiftung für Langzeitpflege Bern, Ittigen, Köniz.

Andreas E. Stuck: Prof. Dr. med., ist Ordinarius für Geriatrie an der Medizinischen Fakultät der Universität Bern, und Leiter und Chefarzt der Geriatrie am Universitätsspital Inselspital Bern und am Spital Netz Bern. Er ist ausserdem Vizedekan Lehre Masterstudium Humanmedizin an der Medizinischen Fakultät der Universität Bern.

Melanie Werren: Diplomierte Pflegefachfrau HF, Master of Theology.

Markus Zimmermann-Acklin: PD Dr. theol., Lehr- und Forschungsrat für Theologische Ethik mit Schwerpunkt Sozialethik an der Katholisch-Theologischen Fakultät der Universität Fribourg.